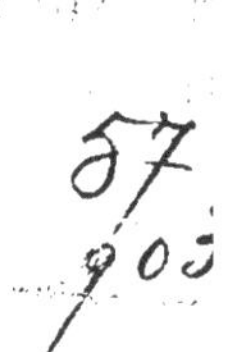

Guide Médical

des

Eaux de Plombières

Action physiologique

Hydrothérapie, Indications

PAR

le Docteur ARMAND GILLOT

MÉDECIN CONSULTANT A PLOMBIÈRES

------- ◦◦◦◆◦◦◦ -------

BAR-LE-DUC

IMPRIMERIE CONTANT-LAGUERRE

—

1903

Guide Médical

des

Eaux de Plombières

Action physiologique
Hydrothérapie, Indications

PAR

le Docteur ARMAND GILLOT

MÉDECIN CONSULTANT A PLOMBIÈRES

BAR-LE-DUC

IMPRIMERIE CONTANT-LAGUERRE

—

1903

CHAPITRE PREMIER

SITUATION, TOPOGRAPHIE, ALTITUDE,

Plombières-les-Bains est situé dans la partie méri-
dionale du département des Vosges, sur les confins de
celui de la Haute-Saône. C'est une jolie petite ville de
1.900 habitants, chef-lieu de canton de l'arrondissement de Remiremont ; la distance qui la sépare de cette
ville est de 13 kilomètres.

Bâti d'une façon pittoresque au fond et sur les
flancs d'une étroite vallée orientée du nord-est au sud-
ouest, Plombières est un très agréable séjour balnéaire,
grâce aux prairies, aux bois, aux montagnes toujours
vertes, et à l'air pur qu'on y respire. Le fond de la
vallée est parcouru par l'Eaugronne, rivière aux eaux
claires et rapides, prenant sa source au pied du Laino,
et se jetant dans la Semouse, à 3 kilomètres en aval
d'Aillevillers (Haute-Saône).

Les montagnes entourant la vieille station romaine appartiennent à la chaîne des Faucilles, contrefort des Vosges, dont elles ont d'ailleurs l'aspect ; leur altitude dans les environs de Plombières est de 600 mètres. La ville elle-même jouit d'une altitude moyenne de 430 mètres ; la gare, terminus d'un embranchement ayant son point de départ à Aillevillers est à 405 mètres, les Nouveaux-Thermes à 420, le seuil de l'église à 433, la gendarmerie à 444, et la Vierge à 480 mètres.

Le climat y est tempéré et sédatif ; si les soirées et les nuits sont un peu fraîches, le baigneur est loin de s'en plaindre, vu la saison à laquelle il vient à Plombières. Malgré sa situation « en fond de cuvette » on n'y souffre jamais des fortes chaleurs toujours bien supportées, grâce à une agréable brise qui ne cesse de se faire sentir, et aux magnifiques ombrages dont le promeneur n'a que l'embarras du choix.

Étymologie. — Aperçu historique.

L'origine de Plombières se perd dans la nuit des temps. Si notre station était connue des Romains, il est à croire qu'elle n'était pas ignorée des Celtes ; en effet, quelques débris de bijoux ont été reconnus par M. Delacroix comme étant d'origine purement celtique ; mais les préceptes religieux de ce peuple lui défendant les constructions permanentes, telle doit être selon toute vraisemblance, la cause de l'absence de travaux au voisinage des sources.

L'étymologie de Plombières n'est pas plus claire que son origine; elle a donné lieu à de nombreuses interprétations très différentes les unes des autres, mais toutes d'un caractère fort douteux.

L'idée qui se présente le plus naturellement à l'esprit est celle consistant à voir dans l'étymologie du mot « Plombières » le souvenir d'anciens gisements de plomb. Cette interprétation est celle de M. Bourlier, vicaire-général de Dijon et auteur d'un « Glossaire étymologique des noms de communes du département de la Côte-d'Or ». En effet, dans ce département se trouve le village de Plombières-lès-Dijon. Pour M. Bourlier, Plombières rentre dans la catégorie des noms topographiques féminins en *-ières*, originaires des primitifs latins en *-aria* (Plumbaria) et signifiant « le lieu qui produit ou dont on extrait tel métal ou telle matière ». La présence facile à constater du sulfure de plomb dans la région dijonnaise permet d'attribuer cette étymologie à la commune de Plombières (Côte-d'Or). Mais en est-il de même pour Plombières (Vosges)? Telle est la question. Je ne sache pas qu'on ait jamais trouvé de gisements de plomb ou de sulfure de plomb dans les environs de Plombières ; on en a constaté à La Croix-aux-Mines, dans l'arrondissement de Saint-Dié, mais la distance qui sépare les deux communes est considérable et la constitution géologique n'est pas la même. Les premiers habitants de Plombières travaillaient-ils le plomb? Exploitaient-ils quelques mines? Les traditions locales sont muettes sur ce point, par conséquent l'interprétation étymologique en question reste en suspens.

Les terrains des environs ne contiennent pas non plus de gisements d'étain ; on sait que les Romains donnaient à ce métal le nom de « *plumbum album* » réservant au plomb ordinaire celui de « *plumbum nigrum* ». Il est vrai que l'étain se trouve ordinairement dans les failles des roches granitiques, que sa gangue est composée le plus souvent de quartz, de spath fluor, tous, minéraux et roches très abondants dans les terrains de notre région, mais jamais on n'a fait mention d'extraction d'étain ou du travail de ce métal dans les environs de Plombières.

Dans le patois du pays, Plombières se nomme *Piommeire* ou *Piummer;* quelques auteurs ont pensé que ce mot était dû à la propriété qu'ont les eaux thermales de faire tomber les plumes des oiseaux quand on les y plonge. Cette interprétation doit être rejetée et Plombières-lès-Dijon nous en donne le motif.

Dans un vieux Noël bourguignon de La Monnoye, il est écrit :

> Le curé de Piommeire
> Disô se fieute en main...

c'est-à-dire le curé de Plombières disait sa flûte en main... Comme on le voit, le même mot patois désigne le même nom de lieu; or, comme à Plombières-lès-Dijon, on n'a jamais découvert de sources thermales, l'interprétation donnée au mot patois tombe d'elle-même. Ce mot « *Piommeire* » vient de ce qu'en patois bourguignon, comme en italien, l'*l* se mouille dans les groupes *bl, pl, fl* du français; *Piommeire* est à Plombières ce que *Coulommiers* est à Colombiers; le groupe *mb* se résout par assimilation en *mm*. L'origine du mot patois vosgien est sans doute la même que celle du mot patois bourguignon (1).

Suivant Houzé (*Études sur la signification des noms de lieux en France*) le mot Plombières (*Plumbaria*) pourrait signifier « les pommiers » lieu riche en pommiers. Il s'appuie sur ce fait que dans le glossaire cornique le mot *plumbus (plum-bren)*, pommier, est cité entre deux noms d'arbres fruitiers : *pirus (per-bren)*, poirier, et *ficus (fic-bren)*, figuier. Cette explication ne paraît pas très claire.

Plombières pourrait avoir pour étymologie le mot allemand « *Blumen Bad* », ou « *Blumen bœder* », bains des fleurs, en raison de la coutume de décorer les bains avec les fleurs de la saison le 1er mai de chaque année.

Pour Bazelaire, Plombières viendrait de deux mots celtiques : *plon*, eau et *ber*, chaude. Si cette explication n'est pas la bonne, elle a au moins pour elle la vraisemblance.

Il existe encore d'autres interprétations, mais je ne m'y arrête pas, car elles n'ont aucune valeur.

Si les origines celtiques de Plombières sont douteuses, il est du moins certain que les Romains en connaissaient les eaux thermales; plusieurs documents

(1) Je dois ces renseignements à l'obligeance de M. Bourlier, je tiens à lui exprimer mes sincères remerciements.

en font foi, en particulier les débris qu'ont mis au jour des fouilles successives, les substructions importantes qu'elles ont révélées, les inscriptions découvertes, ces témoins muets et éloquents respectés par le temps, ne peuvent à ce sujet laisser aucun doute.

C'est au cours des travaux entrepris en 1856 par MM. Jutier et Lefort que furent découverts les travaux des Gallo-Romains, tous remarquables par leur solidité et leur ingénieuse conception. Avant de construire leurs thermes, il leur fallut d'abord emprisonner l'Eaugronne dont les eaux se mêlaient aux eaux chaudes; ils rejetèrent alors la rivière dans un lit artificiel suspendu au rocher de la rive gauche. Ce premier et indispensable travail effectué, ils étaient maîtres des sources chaudes et pouvaient en disposer à leur guise.

Au moyen d'un radier de béton et de barrages, ils enlevèrent toute issue aux eaux du côté de la vallée et construisirent une *piscine* de 41 mètres de longueur sur 9 mètres de largeur, pouvant contenir environ 500 mètres cubes d'eau. Cette piscine a été démolie depuis et à sa place s'élèvent le bain Tempéré et le bain Romain.

En aval de la piscine précédente et de la même façon, fut captée une autre source dont les eaux alimentèrent une *seconde piscine* disparue aujourd'hui et sur l'emplacement de laquelle se trouve le bain des Capucins.

Deux autres piscines situées en amont de la première étaient alimentées par la source du Crucifix et la source des Dames; elles étaient encore visibles à la fin du XVIII° siècle.

Restaient à capter les eaux les plus chaudes situées dans le haut de la ville ; elles servirent à l'usage des *étuves* dont les murs d'enceinte étaient construits en grandes briques creuses de façon à empêcher tout refroidissement venant de l'extérieur ; les eaux s'écoulaient dans de petits canaux de pierre cachés sous le dallage et servant à l'échauffer.

Tels furent les travaux gallo-romains retrouvés de 1856 à 1860. Comme on le sait, les bains entraient pour une grande part dans la vie des Romains ; toutefois, il ne faut pas voir dans leurs établissements thermaux l'équivalent de nos établissements d'aujourd'hui ; à cette époque, la médecine cédait le pas à l'hygiène et au souci de l'esthétique du corps dont le peuple-roi faisait grand cas.

Avec la période gallo-romaine finit pour Plombières l'ère de prospérité qu'elle ne retrouvera plus qu'au XVI° siècle.

En 451, les Huns, envahisseurs des Gaules, firent disparaître les traces de la civilisation romaine, et Plombières ne put échapper à leurs ravages. Tout fut pillé et incendié, comme l'attestent le charbon et les cendres retrouvés parmi les ruines de l'étuve romaine et l'abondante végétation de hêtres et de noisetiers découverts plus tard sur l'emplacement de la piscine.

Du V° au XIII° siècle, l'histoire est muette sur les destinées de la station.

En 1293, apparaît un document concernant le château construit par Ferry III, duc de Lorraine « *ut defenderet balneantes a malis hominibus* ».

En 1303, fondation d'un hospice (Durival). Depuis cette époque, les chroniques du temps signalent des incendies qui détruisirent la ville en 1498, 1519 et 1590.

Malgré ces calamités, les eaux de Plombières jouissaient d'une certaine vogue au XVIᵉ siècle ; il avait suffi d'enlever quelques déblais pour retrouver les anciennes piscines romaines, mais l'étuve restait ignorée ; on en construisit alors une autre sur les remblais qui recouvraient l'étuve primitive.

En 1614, après le passage à Plombières du duc Henri II de Lorraine, se généralise l'usage des eaux de boisson, et on installe la buvette du Crucifix, telle qu'elle existe encore de nos jours. A cette époque (XVIᵉ et XVIIᵉ siècle) vinrent à Plombières quelques grands personnages parmi lesquels, Montaigne, le duc de Richelieu, dom Calmet, Bouflers, etc.

En 1680, Rouveroy découvre les eaux froides savonneuses, et Alliot, médecin de Louis XIV, en propage la réputation.

Jusqu'à l'arrivée en 1761 de Mesdames, filles de Louis XV, et petites-filles de Stanislas, Plombières ne subit aucune transformation. Ce dernier voulant donner à la station un nouvel essor, y fit exécuter d'importants travaux d'embellissement. C'est à Stanislas que l'on doit la création de la promenade des Dames, et celle de la petite Promenade ; il fit remplacer l'ancienne et dangereuse route d'Épinal par la belle rampe qui existe aujourd'hui.

En 1770, une inondation terrible fit à Plombières d'importants ravages ; mais sans se décourager, les habitants réparèrent les ruines causées par le désastre et continuèrent à améliorer la station. C'est alors que fut construit le bain Tempéré, sur l'emplacement des maisons emportées par l'inondation. Le bain Tempéré devenu insuffisant, on construisit un autre établissement aujourd'hui le bain National.

En 1838, fut construit le bain Romain, tel qu'il existe de nos jours.

En 1856, Napoléon III fit son premier voyage à Plombières ; ce souverain eut pour notre station une prédilection bien marquée et sous son patronage, Plombières reçut une impulsion nouvelle ; c'est à lui que nous devons la création du Parc, la construction des Nouveaux-Thermes et celle de l'Église.

Depuis, Plombières jouit d'une vogue incontestable, grâce à la salubrité de la ville, à l'efficacité de ses eaux et à la bonne installation de ses établissements ; les efforts déployés pour satisfaire les baigneurs sont d'ailleurs largement récompensés par l'affluence toujours croissante des malades et des étrangers.

CHAPITRE II

NATURE DU SOL.
CLASSIFICATION DES SOURCES.

Si on jette un coup d'œil sur une carte géologique de la région vosgienne, celle de Vélain par exemple, on constate que le *granit* forme l'axe fondamental des Vosges et qu'il traverse le massif dans une direction oblique à celle de la ligne de faîte de la chaîne, soit du nord-est au sud-ouest. Plombières se trouve justement situé sur la limite extrême sud-ouest des terrains granitiques ; en effet, la vallée de l'Eaugronne est ouverte sur la plus grande partie de sa hauteur, dans le granit que l'on rencontre depuis la source de cette rivière jusqu'à la limite du département de la Haute-Saône, limite qui est même légèrement dépassée.

Mais à Plombières même et en aval de la ville, on trouve un granit particulier, dit *granit porphyroïde ;*

cette roche s'étend aussi en amont sur la promenade des Dames où elle présente des filons d'une nature différente dont l'élément principal est la *dolomie* servant elle-même de gangue à des veinules de fer oligiste micacé.

En haut de la promenade des Dames, au confluent de l'Eaugronne et du ruisseau Saint-Antoine, le granit porphyroïde cesse brusquement et se trouve remplacé par le *granit ordinaire à grains fins*. Ce dernier se rencontre également à Plombières, mais en petite quantité; la *syénite* y est plus commune et dans cette dernière, on peut suivre des filons parallèles de *granulite (leptynite* des géologues vosgiens).

Au-dessus de la roche granitique se trouvent les terrains sédimentaires constitués par une mince couche de *grès vosgien* ayant exactement la même distribution géologique que le granit. Cette assise de grès vosgien est recouverte par une très épaisse couche de *grès bigarré* s'étendant sur les plateaux et constituant le terrain de toute la région, y compris le fond des vallées parallèles à celle de l'Eaugronne. Dans les terrains précédents, se voient aussi des filons de barytine, de spath fluor, d'halloysite, et de pegmatite.

Les sources qui en émergent sont au nombre d'une trentaine, captées pour la plupart.

Leur débit moyen est de 507 litres à la minute, soit environ *750.000* litres par jour.

Leur température est très variable, suivant leur point d'émergence; les sources situées au fond de la vallée ont une température bien supérieure à celles qui naissent sur ses flancs. Ce fait est fort intéressant et les ingénieurs n'ont pas été sans en tenir compte pour effectuer les travaux destinés à la captation et à la canalisation des eaux thermales. En creusant un aqueduc sous le sol de la vallée et à une profondeur suffisante, ils ont rencontré les sources les plus chaudes; en opérant dans une direction perpendiculaire à la précédente, ils ont pu capter les eaux tempérées.

Les sources de Plombières peuvent se diviser en trois groupes, suivant leur température.

1° Les sources *très chaudes* (au-dessus de 62°) jalonnant en quelque sorte la ligne géométrique du Thalweg.

2° Les sources *chaudes* (température moyenne de 50°) sortant latéralement du rocher, presque au niveau du sol de la ville.

3° Les sources *tempérées* ou *savonneuses* (température moyenne de 26°) jaillissant des berges de la vallée à une hauteur de 8 à 20 mètres au-dessus du thalweg.

On peut aussi les classer suivant leur distribution et les partager alors en quatre groupes :

1° Les sources qui émergent de la ligne du thalweg; ce groupe correspond aux eaux très chaudes.

2° Les sources de l'aqueduc du thalweg.

3° Les sources isolées, ces deux groupes correspondant aux eaux chaudes.

4° Les sources de la galerie des Savonneuses correspondant aux eaux tempérées.

A ces quatre groupes, on peut en ajouter un autre constitué par une source froide ferrugineuse dont la température est de **12** à **13°**; nous en reparlerons d'ailleurs plus loin.

I. — *Sources très chaudes.*

Ce groupe comprend trois sources situées en haut de la ville à la hauteur du bain Stanislas et émergeant au-dessous du sol de la rue de même nom. Leur haute température les rend propres à l'alimentation des étuves. Ces sources sont :

1° La source du *Robinet Romain*, dont la température est de 72° et le débit de 16 litres à la minute.

2° La source Stanislas, température 69°,7; débit 5 litres.

3° La source Vauquelin, température 69°,8; débit 6^l,74.

Soit un débit total de 27^l,83 à la minute.

II. — *Sources de l'Aqueduc du Thalweg.*

Ces sources situées sous la rue Stanislas sont numérotées de 1 à 8; elles comprennent en outre la source Mougeot et la source du Puisard.

	Température	Débit à la minute
	degrés	litres
Source n° 1..............	53,9	46,67
— 2..............	55,8	20,19
— 3..............	59,1	39,88
— 4..............	59,2	9,37
— 5..............	65,2	106,35

	Température	Débit à la minute
	degrés	litres
Source n° 6.............	50,5	18,52
— 7......	52,5	17,20
— 8.....	40,8	10,19
Source Mougeot........ . ..	58,5	4,65
— du Puisard....... ..	34,7	16,72

(Jutier et Lefort).

Ces sources ont donc une température moyenne de 59° et un débit de 323 litres à la minute.

III. — *Sources isolées.*

	Température	Débit
	degrés	litres
Source des Dames..... ...	51,4	20,59
— du Crucifix...... ...	43,2	5,33
— des Capucins...... .	51	43,87
— Fournie........ ...	35,2	3,21
— Lambinet........., ..	26,3	16,8
— du Trottoir	25,5	9,91
— Müller.....	35	5

(Jutier et Lefort).

IV. — *Sources savonneuses.*

Ces sources situées sur la berge sud de la vallée ont été découvertes en 1693 par Rouveroy et mises en vogue par Alliot, médecin de Louis XIV.

Elles sont ainsi appelées parce qu'elles déposent à l'air une substance douce et onctueuse nommée vulgairement *savon minéral*, ou mieux *saponite* et qui n'est autre chose qu'un *hydrosilicate d'alumine*, voisin de l'halloysite. Le savon de ces sources peut être considéré comme un produit de la décomposition des masses silicatées dans la profondeur du sol.

Ces sources éprouvent des variations de température et de débit, sans qu'on puisse en donner une explication suffisante. Elles sont au nombre de cinq, numérotées de 1 à 5.

	Température	Débit
	degrés	litres
Source n° 1...............	15,6	8,24
— 2...............	29,9	10,36
— 3...............	22,3	8,23
— 4...............	27,1	2,53
— 5...............	40,4	5,95
	(Jutier et Lefort).	

Telles sont les différentes sources de Plombières.

Voyons maintenant d'une façon très sommaire l'aménagement des eaux.

Toutes les sources de Plombières mélangent leurs eaux réunies en un seul flot pour les besoins des bains et des douches ; les eaux ainsi confondues ont 54° ; c'est à cette température qu'elles sortent des robinets permettant l'alimentation des différents services des établissements.

Ces eaux sont collectées dans une conduite de l'aqueduc du thalweg, aqueduc mesurant 2 mètres de haut sur 1^m 60 de large. Il commence à la hauteur du bain Stanislas, passe sous la rue de même nom,

la rue de la Préfecture, la petite Promenade et
l'avenue Louis-Français jusqu'à l'axe des Nouveaux-
Thermes. Chemin faisant, il recueille les eaux de
toutes les sources, y compris celles des Savonneuses
qui possèdent une galerie spéciale, mais dont la communication avec le conduit de l'aqueduc peut être in-
terrompue à volonté par une simple manœuvre de
robinets. Au niveau des Nouveaux-Thermes, une galerie
perpendiculaire à la vallée aboutit d'une part au sous-
sol de ces établissements et d'autre part à un réservoir situé au-dessus du chalet Tivoli. Une pompe à
vapeur installée près du Casino refoule les eaux
dans ce réservoir (Pour de plus amples détails, consulter l'ouvrage de l'ingénieur Jutier).

CHAPITRE III

PROPRIÉTÉS PHYSIQUES ET CHIMIQUES DES EAUX.

Propriétés physiques.

Prises aux sources chaudes ou tempérées, les eaux de Plombières sont toujours d'une limpidité parfaite, *incolores* et *sans odeur*.

Leur *saveur* est *nulle* et ne se distingue pas de celle de l'eau ordinaire; cependant il est à remarquer que plus elles sont chaudes, moins elles sont désagréables à boire.

Au toucher, elles sont *onctueuses*, caractère plus évident encore dans les sources Savonneuses; cette onctuosité est due, selon toute probabilité, à la présence des silicates alcalins.

Ainsi que nous l'avons vu au chapitre précédent ce sont des eaux thermales, *hyperthermales* même, puisque leur température atteint 72°; peu de stations balnéaires ont des eaux aussi chaudes ; en France, deux stations dépassent Plombières sous le rapport de la thermalité, ce sont : Chaudesaigues (Cantal) dont les eaux atteignent 82° et Ax-les-Thermes (Ariège) qui arrrive au second rang avec 77°,5.

Vu leur faible minéralisation, les eaux de Plombières ramenées à la température de 15° ont une *densité* s'écartant peu de la normale, puisqu'elle oscille entre 1,0002 et 1,0006.

Soumises à l'action d'un *courant électrique*, elles ne se décomposent pas comme les eaux douces en donnant deux volumes d'hydrogène au pôle négatif et un volume d'oxygène au pôle positif ; le volume d'hydrogène l'emporte sur celui de l'oxygène, le rapport n'est plus celui de 2 à 1, une minime proportion d'oxygène restant en dissolution dans l'eau (Expériences de Jutier et Lefort).

Suivant les mêmes auteurs, la *force ascensionnelle* des eaux de Plombières est très faible « le niveau de leur écoulement actuel n'est pas inférieur à celui où leur écoulement cesserait et où elles demeureraient stationnaires. »

Si par *évaporation*, on réduit l'eau jusqu'au seizième de son volume, on obtient un résidu couvert d'une légère couche de silice gélatineuse.

Outre les gaz dissous, les eaux laissent dégager à leur émergence des gaz libres s'échappant sous forme de bulles ; ces *gaz spontanés* se composent d'acide carbonique, d'oxygène et d'azote.

Voici leur proportion suivant la température des sources; les chiffres indiquent la quantité de gaz contenus dans 100 parties de gaz spontanés.

	Température	CO²	O	Az.
	degrés			
Sources très chaudes.. ..	69,49	0,7	1,1	98,2
— chaudes	56,82	0,7	5,2	94,4
— tempérées...... ..	29,66	1,22	17,4	81,4

(Jutier et Lefort).

Comme on le voit, l'acide carbonique libre est en très minime quantité et sa proportion est en raison inverse de la température; l'oxygène est soumis à la même loi : seul l'azote fait exception, car il se dégage en raison directe de la température.

CONFERVES. — Les conferves sont des végétaux que les botanistes rangent dans la classe des algues; ces végétaux sont filamenteux, simples ou ramifiés, flexibles, membraneux, transparents, divisés par des cloisons transversales, et renfermant une matière verte, la chlorophylle. Ils ne se développent qu'à la lumière et à la surface des eaux douces ou minérales.

Autrefois, alors que le bain Romain était à découvert, on pouvait constater une abondante formation de conferves qui s'attachaient aux parois ou s'étalaient à la surface des eaux ; aujourd'hui que les sources minérales sont à l'abri de la lumière, les conferves ont disparu sauf à la source ferrugineuse, ainsi que nous le verrons plus loin. Dans certaines stations, à Néris par exemple, les conferves très abondantes servent en applications externes; à ce titre, on les emploie en frictions ou bien en cataplasmes sur les articulations douloureuses. Cependant, cette pratique tend à être de plus en plus abandonnée.

Propriétés chimiques.

Ce n'est que vers le milieu du XVIIIe siècle, que les eaux de Plombières commencèrent à être un peu connues sous le rapport de leurs principes minéraux; nous ne passerons pas en revue les différents travaux entrepris à cette époque, car ils sont entachés de nombreuses inexactitudes, ce qui n'a rien d'étonnant, vu les procédés peu perfectionnés d'analyse alors en usage. Il faut arriver en 1855 avec Henry et Lhéritier, et en 1857 avec Jutier et Lefort pour avoir des analyses sérieusement faites et d'une scrupuleuse exactitude; aujourd'hui les travaux de Jutier et Lefort font autorité; ceux qui ont été exécutés depuis n'en diffèrent pas sensiblement.

Les eaux de Plombières sont peu minéralisées; elles contiennent quelques centigrammes ou milligrammes de nombreuses substances, si bien que pour un litre d'eau on arrive à un total de $0^{gr},39$ de corps simples, acides et bases; ainsi que nous le verrons plus loin en parlant de leur action physiologique, les eaux, malgré leur faible teneur en principes minéraux, sont douées d'une action très énergique.

Voici, d'après Jutier et Lefort (1862), l'analyse des sources Vauquelin et Savonneuse, analyse comprenant les proportions des corps contenus dans un litre d'eau.

	Vauquelin	Savonneuse source n° 5
Débit	$6^l,74$ p. m.	$5^l,75$
Température	$69o,8$	$40o,4$
Oxygène	$2^{cc},72$	4,75
Azote	12,60	12,24
	grammes	grammes
Acide carbonique	0,04557	0,04154
— sulfurique	0,07646	0,02641
— silicique	0,09854	0,04108
— chlorhydrique	0,00652	0,00407
— fluorhydrique	traces	traces
— arsénique	traces	traces
Potasse	0,00871	traces
Soude	0,12584	0,04316
Ammoniaque	traces	traces
Chaux	0,01034	0,01749
Magnésie		0,00310
Oxyde de fer, alumine	traces	traces
— de magnésie?		
Matière organique azotée	indiquée	indiquée
	0,37198	0,17685
Poids du résidu fixe obtenu à 180°	0,39252	0,18654

Tableau comprenant les quantités de combinaisons salines attribuées hypothétiquement par le calcul à un litre d'eau des sources Vauquelin et Savonneuse n° 5.

	Vauquelin	Savonneuse
Oxygène	$2^{cc},72$	$4^{cc},75$
Azote	12,60	12,24

G. 2

	Vauquelin	Savonneuse
	grammes	grammes
Acide carbonique libre...........	0,00688	0,00309
Acide silicique................	0,02155	0,01589
Sulfate de soude...............	0,13564	0,04685
Sulfate d'ammoniaque.......... Arséniate de soude.............	traces	traces
Silicate de soude	0,12863	0,04209
— de lithine.............. — d'alumine..............	traces	traces
Bicarbonate de soude..........	0,0288	0,00818
— de potasse..........	0,01673	traces
— de chaux...........	0,02778	0,04451
— de magnésie........	traces	0,01253
Chlorure de sodium	0,01044	0,00651
Fluorure de calcium............ Oxyde de fer et de magnésie....	traces	traces
Matière organique azotée........	indiquée	indiquée
	0,37053	0,19965

Willm donne l'analyse suivante de l'eau de la source des Dames employée en boisson.

	Grammes.
Acide carbonique total.............	0,061
— libre.............	0,0207
Bicarbonate de soude..............	0,061
— de potasse.............	»
— de lithine.............	traces
— de chaux.............	0,0318
— de magnésie.............	0,0059
— ferreux.............	0,001
Sulfate de sodium.................	0,090
Chlorure de sodium...............	0,0099
Azotate de sodium................	0,0036
Arséniate disodique...............	0,00025

	Grammes
Sulfate de potassium...............	0,0096
Silice...........................	0,0518
Silicate de soude.................	0,0309
Matière organique................	0,008
TOTAL des matières fixes par litre.	0,2741

Le papier de tournesol, bleu ou rouge, trempé dans les eaux thermales ne subit aucun changement de coloration.

Des tableaux qui précèdent doivent se dégager quelques remarques.

Outre les gaz libres que nous avons signalés plus haut, il existe des gaz à l'état de dissolution : acide carbonique, oxygène et azote.

L'acide carbonique est la preuve de la présence de bicarbonates dans les eaux de Plombières et les chiffres rapportés ci-dessus indiquent le poids de l'acide libre et celui de l'acide combiné.

La quantité d'oxygène augmente à mesure que la température diminue; la quantité d'azote suit une marche inverse.

L'acide sulfurique et l'acide silicique sont en proportions assez élevées par rapport aux autres principes minéraux. La présence de l'acide silicique ne doit pas nous étonner, étant donnée la nature du sol d'où émergent les sources; ainsi qu'on le sait, les granits sont surtout composés d'acide silicique et de silicates basiques.

L'acide chlorhydrique est sans doute dû aux réactions qui se passent dans la profondeur du sol et à une haute température entre l'eau, la silice et le chlorure de sodium. Le *spath fluor* dont on a découvert des filons nous rend compte de la présence du fluorure de calcium dans les eaux thermales. D'après Nicklès, 4 litres d'eau renfermeraient assez de fluor pour impressionner une lame de cristal de roche ; ce même auteur voudrait expliquer par la présence du fluor, l'efficacité de certaines eaux minérales peu riches en principes chimiques (Néris, Evaux) ; cette hypothèse n'est pas encore vérifiée.

La soude et la potasse sont en assez fortes proportions dans les eaux de Plombières ; la chaux et la magnésie s'y trouvent au contraire en très minime quantité ; plus les eaux sont chaudes, plus elles sont riches en soude et en potasse, et moins elles le sont en chaux et en magnésie.

La *lithine* provient des silicates de lithine entrant dans la composition des granits ; quant à l'*alumine*, sa présence s'explique suffisamment par la richesse du sol en feldspaths.

L'oxyde de fer est en petite quantité dans les eaux, bien que la syénite soit riche en silicates de fer ; les traces d'oxyde de manganèse proviennent sans doute de l'halloysite.

Nous arrivons enfin à l'arsenic découvert en 1847 par Caventou dans la source ferrugineuse. En 1848, MM. Chevallier et Gobley annoncent l'existence de l'arsenic dans les eaux thermales, résultat confirmé plus tard en 1855 par Henry et Lhéritier.

Voici, d'après ces auteurs, les proportions d'arsenic par litre contenu dans les différentes sources de Plombières.

	Arsenic grammes
Source des Dames	0,00028
— du Crucifix	0,00025
— Savonneuse	0,00020
— ferrugineuse	0,00016

On sait que l'arsenic existe dans les roches granitiques ; tout dernièrement, le professeur Gautier a trouvé pour 100 grammes de granit $0^{mmg},06$ d'arsenic. On conçoit facilement que dans la profondeur du sol, les eaux attaquant constamment le granit, lui enlèvent cet arsenic qu'il contient.

Dépôt formé par les sources minérales. — Dans certaines circonstances, l'eau de Plombières donne lieu à des dépôts dont Jutier et Lefort ont donné l'analyse. Ces dépôts se rencontrent sous forme d'une masse blanche à l'orifice des tuyaux métalliques par lesquels s'échappent les eaux. Pareil dépôt se retrouve sur les parois de grès bigarré des enchambrements et marque la ligne d'affleurement du liquide; ce dépôt contient jusqu'à 60 p. 100 de soude et 17 p. 100 de chaux.

Un autre genre de dépôt se rencontre sur les parois des piscines quand on les vide après la saison des bains. Elles sont recouvertes d'efflorescences cristallines composées surtout de sulfate de soude et de sable très fin, résultant de l'action de l'eau sur le grès bigarré dont sont faites les parois.

FORMULE CHIMIQUE. — De cette étude sur les propriétés des eaux de Plombières, que devons-nous conclure au point de vue de la formule chimique à leur donner? leur faible minéralisation rend leur classification assez difficile pour les hydrologues qui, avant tout, veulent prendre pour base la nature des principes minéraux prédominants. A Plombières, les sulfates et silicates de soude prédominent, c'est vrai, mais d'une façon bien relative; trop nombreuses en effet, sont les substances entrant en minime quantité dans la composition des eaux pour leur donner une formule basée sur la prédominance de telle ou telle, il faudrait alors les nommer toutes; la formule serait démesurément longue, aussi aujourd'hui tous les chimistes sont d'avis de ranger les eaux de Plombières dans la classe des *eaux thermales indéterminées.*

Source ferrugineuse.

Outre les sources thermales, il en est une autre qui par sa position, ses propriétés physiques et chimiques en diffère totalement, c'est la source dite ferrugineuse.

Cette source, située en amont de la ville, au milieu de la promenade des Dames, a été découverte en 1759 par l'abbé de Bourdeille, plus tard évêque de Soissons; elle surgit des terrains d'alluvion très épais en cet endroit.

L'eau de cette source est limpide, incolore et sans odeur. La saveur en est un peu styptique.

Sa densité a été trouvée égale 1,0004.

C'est la seule source froide de Plombières ; sa température est de 12° ; son débit de 6^l,58 à la minute.

L'eau examinée à la source ne donne lieu à aucun dégagement de gaz spontané.

L'analyse chimique permet de ranger cette source parmi les *ferrugineuses bicarbonatées*.

Voici d'ailleurs, d'après Jutier et Lefort (1862), la composition hypothétique attribuée à un litre d'eau de la source Bourdeille.

	Grammes
Acide carbonique libre	0,02337 ou 11^{cc},79
Bicarbonate de soude	0,01253
— de potasse	traces
— de chaux	0,00565
— de magnésie	traces
— de protoxyde de fer	0,01698
— de magnésie et d'AzH^3	traces
Chlorure de sodium	0,00413
Sulfate de chaux	0,00975
Iodure de sodium	traces
Phosphate de soude	traces
Acide silicique	0,01000
Alumine	0,00116
Silicate de lithine ?	traces
Acide crénique	indiqué
Arséniate de fer	traces
	0,08357

De même que les eaux thermales, la source ferrugineuse possède un abondant dépôt de conferves, dépôt pris souvent pour un précipité de sesquioxyde de fer, et sur l'origine duquel nous nous sommes expliqué plus haut.

CHAPITRE IV

ÉTABLISSEMENTS.
MATÉRIEL HYDROTHÉRAPIQUE.

Plombières compte sept établissements de bains.

Trois sont de première classe : les Nouveaux-Thermes, le bain Romain et le bain Stanislas.

Deux sont de seconde classe : le bain National et le bain des Dames.

Deux sont de troisième classe : le bain Tempéré et le bain des Capucins.

Outre ces établissements, il existe deux pavillons destinés à l'administration des douches intestinales et un autre pavillon, dit pavillon des Princes où sont installées des salles d'inhalation.

Les sources employées en boisson sont au nombre de quatre : la source des Dames, la source du Crucifix, la source savonneuse et la source ferrugineuse.

Les Nouveaux-Thermes, monument à la fois imposant et harmonieux, ont été construits sous l'Empire; Napoléon III en posa la première pierre le 27 juillet 1857; cet établissement luxueux et confortable comprend :

Au premier étage, 32 cabinets de bains, tous pourvus de douches et 36 baignoires.

Au rez-de-chaussée, 34 cabinets de bains pourvus également de douches et 38 baignoires.

2 salles de douches écossaises.

2 appareils pour l'administration de la douche-massage.

2 douches en cercle.

2 douches en couronne.

2 appareils pour la douche en pluie verticale ou oblique.

2 pédiluves à eau courante.

2 appareils pour douche périnéale.

Les douches vaginales peuvent se prendre dans toutes les baignoires au moyen d'un dispositif « *ad hoc* ».

Une passerelle met les Nouveaux-Thermes en communication avec un pavillon destiné aux *lavages intestinaux*. Ce pavillon renferme 28 cabines à cet usage.

Le bain Romain est un établissement demi-souterrain situé au milieu de la chaussée de la rue Stanislas. Il occupe l'emplacement de l'ancienne piscine romaine, piscine à ciel ouvert, beaucoup plus grande que l'établissement actuel, puisqu'elle s'étendait jusqu'au milieu du bain Tempéré; construit en 1838, il se compose d'une salle unique de forme ovale autour de laquelle se trouvent les cabines précédées chacune d'un vestiaire.

Il comprend :

23 cabinets de bains, pourvus de douches.

1 cabine pour lavages intestinaux.

Le BAIN STANISLAS, fut installé en 1882 dans un ancien hôtel ayant appartenu jusqu'en 1790 aux dames nobles, chanoinesses de Remiremont. A l'époque de sa tranformation en établissement balnéaire, les ouvriers qui lavaient la pierre servant de fronton à la porte d'entrée découvrirent une inscription à demi-effacée, inscription que le docteur Daviller a pu reconstituer ainsi :

« *Quærunt sanitatem, sed ut Deo inserviant* » (Elles recherchent la santé, mais pour se vouer au service de Dieu).

C'est par le bain Stanislas qu'on accède aux *Étuves romaines* retrouvées en 1857. Ces étuves sont précédées d'une salle d'attente ou salon, dont la température est réglée à 25°. De là, on passe dans un vestiaire à 28°, puis dans une salle de repos à 30° où se trouvent des lits pour massage. L'escalier et le couloir conduisant à l'étuve sont à 35° ; cette dernière remplie de vapeur d'eau a une température moyenne de 46°. L'ancienne étuve romaine est réservée aux hommes ; une autre étuve est destinée aux dames.

En plus des 2 étuves humides générales et des 19 lits des salles de repos et de massage, le bain Stanislas comprend :

19 cabinets de bains, pourvus de douches et 20 baignoires.

2 cabines pour lavages intestinaux.

2 salles de douches écossaises.

2 douches en pluie verticale et oblique.

2 pédiluves à eau courante.

2 douches périnéales.

Le BAIN NATIONAL construit au commencement du XIXe siècle, s'élève à la place occupée avant la Révolution par un couvent de Capucins.

Il comprend :

40 cabinets de bains et 48 baignoires.

2 douches périnéales.

4 piscines en marbre graduées à 34°, 35° et 36°. — Ces piscines sont réservées aux dames.

5 baignoires autour des piscines.

2 salles de douches écossaises.

1 douche en couronne.

1 appareil pour l'administration de la douche de vapeur.

1 étuve humide générale appelée vulgairement l'*Enfer*.

1 étuve humide, dite *bain de caisse* dans laquelle le malade a la tête en dehors de l'atmosphère chargée de vapeurs.

1 étuve partielle pour les jambes.

1 étuve partielle servant de bain de siège de vapeurs.

Un pavillon annexé en partie au bain National et

en partie au bain tempéré comprend 28 cabines réservées aux lavages intestinaux.

Le BAIN DES DAMES, un des plus anciens de Plombières, doit son nom aux Dames chanoinesses de Remiremont dont il était la propriété : il s'appelait primitivement « bain de la Royne » peut-être en souvenir de la reine Walrade qui vint, dit-on, à Plombières en 888.

Ce bain comprend au premier étage :

14 cabinets de bains et 17 baignoires — chaque cabinet est muni de douches.

Au rez-de-chaussée, 2 piscines graduées à 34° et 35°.

1 douche intestinale.

Le BAIN TEMPÉRÉ fut fondé en 1772 par le roi Stanislas : il occupe en partie la place où s'étendaient les piscines romaines.

Il renferme :

4 piscines à 34°, 35°, et 36°, toutes à eau courante et réservées aux hommes.

12 cabinets de bains et 17 baignoires.

8 baignoires autour des piscines.

2 salles de douches écossaises.

2 douches en pluie verticale.

1 douche intestinale.

Le BAIN DES CAPUCINS, nommé jadis bain des goutteux, bain des lépreux, bain des pauvres, communique avec le bain Tempéré dont il n'est en réalité qu'une dépendance.

Il comprend :

3 piscines graduées à 34°, 35° et 36°.

4 baignoires autour des piscines.

1 douche écossaise.

L'une de ces piscines est alimentée par un gros trou, dit *trou du Capucin*, au-dessus duquel vont s'asseoir les dames lorsque la piscine est vidée ; c'est en somme un moyen pratique de prendre un bain de siège de vapeur. (Température, 46°).

Comme on a pu le voir par cette description, Plombières dispose d'un matériel très complet et des plus variés. Si nous récapitulons, nous voyons que notre station possède :

13 piscines.

60 cabines destinées aux lavages intestinaux.

185 cabinets de bain, tous pourvus de douches et comprenant 220 baignoires.

3 étuves humides générales.

3 étuves partielles.

11 salles destinées à l'administration de douches variées, y compris la douche-massage.

A ajouter à cette liste, deux salles d'inhalation installées dans le pavillon des Princes, et pourvues d'appareils Wassmuth.

CHAPITRE V

ACTION PHYSIOLOGIQUE DES EAUX
DE PLOMBIÈRES.
MODES D'ADMINISTRATION.
HYDROTHÉRAPIE.

Modes d'action des eaux indéterminées. — Une question qui a beaucoup préoccupé et préoccupe encore les hydrologues, les chimistes et les savants en général, est celle de savoir comment agissent les eaux à faible minéralisation, telles que celles de Plombières, Evaux, Bains, en France ; Gastein, en Allemagne, etc. Plusieurs opinions sont en présence, qui ont chacune leur valeur propre et indéniable, mais qui, isolées, n'arrivent pas à expliquer l'action des eaux dites « indéterminées ».

Première opinion : Les eaux auraient une action analogue à celle des principes chimiques qu'elles con-

tiennent ou tout au moins, à celles des principes prédominants. En réalité, il n'en est rien. Si, à Plombières, dominent les sulfates et les silicates alcalins, on
doit avouer qu'on ignore s'ils agissent ou plutôt comment ils agissent ; le mieux est d'attribuer le résultat
thérapeutique, non pas aux éléments prédominants,
mais à tous, en vertu de leur mode d'association.

Une autre hypothèse consiste à attribuer à la *thermalité*, l'efficacité incontestable des eaux indéterminées. En effet, il n'est pas douteux que ce facteur entre
pour une bonne part dans les succès de la thérapeutique hydro-minérale, mais il n'est pas tout, car on
n'obtiendrait pas de résultats identiques avec une eau
chaude ordinaire.

Quelques auteurs ont admis dans les sources minérales une sorte d'*électricité* naturelle due aux transfor-
mations chimiques qui s'accomplissent dans les sources,
et ils ont attribué à cette électricité les effets théra-
peutiques des eaux minérales. Cette hypothèse est
admissible, et on a tout lieu de croire que cet agent
physique n'est pas une quantité négligeable comme
facteur de guérison.

Dans un rapport présenté au Congrès d'hydrologie
de Grenoble (1902), M. Garrigou (de Toulouse)
s'exprime ainsi : « Les eaux minérales sont dans de
telles conditions physiques et chimiques qu'elles por-
tent constamment avec elles un état électrique qu'on
n'a pu encore définir d'une manière exacte, mais qui
se manifeste par des courants agissant sur le télé-
phone, mieux encore que sur les galvanoscopes les

plus sensibles, et qu'une oreille même inexpérimentée peut entendre et constater ».

L'action des eaux est-elle due à des corps que l'analyse n'a pas encore pu découvrir, corps en quantité infinitésimale et d'une puissance que nous ne soupçonnons pas ? Le fait est possible ; tous les jours, la chimie nous fait connaître de nouveaux produits, et l'hypothèse en question doit être acceptée.

Nous conclurons donc que l'action des eaux est due à la fois à leur composition chimique, à leur thermalité, à leur état électrique, en un mot, à leur *dynamisme* pour employer l'expression à la mode.

C'est pour cela que les eaux minérales exportées ont une valeur bien inférieure aux eaux qu'on utilise à la source même ; elles ont perdu leurs forces, leur *dynamisme*, elles sont à l'état de cadavre, la comparaison pour être triviale, n'en est pas moins juste.

Rendons-nous donc à l'évidence, constatons les effets cliniques des eaux, comparons les résultats obtenus suivant leurs modes d'administration ; de cette façon, nous pourrons faire de la bonne thérapeutique et nous rendre utiles à nos malades.

*
* *

D'une façon générale, quelle est l'action physiologique des eaux de Plombières ? C'est *la sédation*. Telle en est la caractéristique dominante.

Cette sédation est ordinairement précédée d'une période d'excitation, pouvant être quelquefois évitée et n'ayant en somme qu'un caractère passager. Cette action sédative, si elle n'est pas suffisamment surveillée, peut aboutir à une véritable dépression qu'il est facile de combattre par les moyens toniques que l'hydrothérapie met à notre disposition.

Les indications de Plombières, sur lesquelles nous reviendrons plus loin et que nous ne faisons que signaler en passant, découlent naturellement de leur action physiologique. On peut les grouper en quatre chefs principaux :

1° Sédation des manifestations douloureuses du rhumatisme chronique.

2° Sédation des secrétions douloureuses et des algies de l'appareil gastro-intestinal.

3° Sédation du système nerveux (nervosisme, névroses, névralgies).

4° Sédation s'exerçant sur les phénomènes douloureux des affections de l'utérus et des annexes.

Ceci étant posé, voyons en détail l'action des eaux de Plombières suivant leurs modes d'emploi.

Bains chauds.

A Plombières, la base du traitement est le bain chaud, c'est-à-dire de 33° à 36°.

Dès les premiers bains, les malades éprouvent une agréable impression de bien-être se faisant sentir dans l'organisme tout entier; à ce bien-être succède parfois un sentiment de fatigue et de lassitude indiquant le début de la crise thermale dont les symptômes consistent en maux de tête, abattement, envie de dormir, découragement, manque d'appétit, langue blanche, pesanteur d'estomac, constipation; d'autres fois, les symptômes de dépression font défaut, et on constate au contraire des phénomènes d'excitation, tels que : insomnie, irritabilité, réveil des douleurs rhumatismales ou névropathiques.

Cette petite crise n'a rien de fixe dans l'époque de son apparition; on la voit quelquefois commencer dès le deuxième ou le troisième bain et augmenter d'intensité pendant deux ou trois jours; ordinairement, elle se montre plus tard du 4e au 10e bain. Toutefois, sa fréquence a été très exagérée, et il se trouve un bon nombre de malades chez lesquels le traitement balnéaire n'amène dans l'économie aucune des modifications auxquelles nous venons de faire allusion. Quoi qu'il en soit, cette crise toujours légère ne dure pas plus de trois ou quatre jours. On peut d'ailleurs l'éviter dans une certaine mesure en commençant par des bains très courts et en augmentant insensiblement leur durée toujours subordonnée à l'affection en cause et au tempérament du malade.

Cette crise passée, tout rentre dans l'ordre et le traitement se continue sans interruption jusqu'à l'apparition de symptômes analogues à la crise du début; cette *crise finale* indiqué que la cure est terminée, et que le malade doit se reposer; toutefois, ces malaises ne se présentant pas chez tous les baigneurs, d'autres considérations doivent alors dicter au médecin le moment favorable pour faire cesser le traitement.

La durée des bains varie de 15 à 50 minutes.

Autrefois à Plombières et dans certaines autres stations, leur durée était démesurément longue. Fabrice de Hilden raconte qu'au XVIe siècle, les malades passaient dans l'eau les jours et les nuits «... *multi dies noctesque thermis non egrediantur* ».

Au XVIIe siècle, Berthemin rapporte que les Allemands qui, à cette époque, venaient en grand nombre à Plombières, s'y baignaient du matin au soir. « Ils y grenouillaient, dit l'auteur, y faisaient même apporter leur soupe quand ils se sentaient faibles ».

Cette coutume des bains prolongés s'est même perpétuée jusqu'au XIXe siècle, témoin l'article 6 du règlement des eaux minérales de Plombières en 1843 :

« Lorsqu'une baignoire sera pendant plus de deux heures à la disposition d'une même personne, on pourra exiger le prix de deux bains : il en sera de même pour les baigneurs qui resteront plus de trois heures dans les piscines ».

Aujourd'hui, sauf dans des cas très rares et bien déterminés, il n'est plus question de ces bains prolongés; d'ailleurs, voudrait-on en administrer, qu'on se heurterait à l'impossibilité de satisfaire tous les baigneurs qui, en raison de leur affluence, ne sauraient trouver place, malgré l'importance du matériel.

Voyons maintenant l'action du bain chaud de Plombières sur les différents appareils de l'économie.

APPAREIL CIRCULATOIRE. — Les modifications exercées sur les fonctions de circulation sont peu sensibles, on note pourtant la diminution du nombre des battements du cœur, résultat appréciable chez les personnes sujettes aux palpitations.

Système nerveux. — Le bain chaud agit surtout sur le système nerveux; comme nous l'avons dit plus haut, on obtient la sédation des maladies présentant un caractère douloureux et d'excitation. Que les troubles nerveux soient physiques ou psychiques (neurasthénie), le traitement, en modifiant l'hyperexcitabilité, procure aux malades une amélioration considérable. Toutefois, la sédation ne doit pas aller jusqu'à la dépression toujours possible si le baigneur n'est pas suffisamment surveillé.

Digestion. — Sous l'influence du traitement, l'hyperexcitabilité de l'estomac diminue, d'où la suppression des douleurs provenant d'une sensibilité exagérée de la muqueuse gastrique ; la motricité redevient normale et on constate une diminution bien marquée de la sécrétion de l'acide chlorhydrique libre et combiné.

Sur l'intestin, le bain a comme sur l'estomac une action nettement sédative. Les douleurs dues aux spasmes diminuent, les fonctions se régularisent, les sécrétions anormales se modifient. Toutefois on doit noter pendant le traitement une constipation assez fréquente, constipation durant même après la cure thermale, mais disparaissant quelque temps après.

Peau. — Il n'est pas rare de voir sous l'influence du bain, un léger prurit et quelques éruptions fugaces siégeant surtout aux poignets, aux bras et au cou; cette poussée agit peut-être dans un sens révulsif; on en ignore les causes.

Nutrition. — On a constaté pendant le traitement une augmentation de la quantité d'acide urique éliminé, une diminution des phosphates urinaires, et une augmentation de la quantité des urines (Bernard).

Bains très chauds ou hyperthermaux.

Par bain très chaud on entend généralement le bain à la température de 37° et au delà. Ce moyen hydrothérapique donne d'excellents résultats dans le traitement du *rhumatisme chronique* et en particulier dans celui du *rhumatisme noueux*.

Le bain hyperthermal est en général très court; sa durée moyenne varie de 10 à 15 minutes; on le prend d'abord à la température de 37° le premier jour, et tous les deux ou trois jours, on augmente d'un degré; certains malades peuvent le supporter jusqu'à 42 ou 43°; il appartient au médecin de fixer la durée et la température du bain.

Une autre variété de bain hyperthermal consiste à le prendre comme il vient d'être indiqué, puis de le réchauffer pendant les cinq dernières minutes à une température supérieure de trois ou quatre degrés à la température initiale. Si par exemple, le malade prend un bain à 38°, on le réchauffe jusqu'à 41° ou 42°. Cet

échauffement progressif peut être supporté jusqu'à 46°
par certains malades.

Par mesure de précaution, le baigneur doit toujours
avoir sur la tête une compresse d'eau froide et la re-
nouveler de temps en temps.

En entrant dans un bain très chaud, on éprouve
une sensation de chaleur d'abord pénible, mais à laquelle on s'habitue peu à peu. La peau rougit, ainsi
que la face qui se perle de gouttelettes de sueur ; les
battements du cœur s'accélèrent, ainsi que les mouvements respiratoires. Si le malade imprudent veut
outrepasser la prescription du médecin, ou si par
défaut d'attention, il laisse trop monter le thermomètre, il éprouve des maux de tête, des battements
dans les tempes, des bourdonnements d'oreilles, du
vertige et une sensation de grande faiblesse.

En effet, ce bain dont l'action primitive est exci-
tante, est en somme un agent hydrothérapique dé-
pressif ; et ce, en raison de la sudation exagérée qu'il
produit, d'où la diminution des autres sécrétions de
l'organisme. Pour toutes ces raisons, le bain très chaud
ne devra jamais être administré aux personnes de
constitution délicate et à celles dont l'appareil circulatoire laisse à désirer. L'emploi devra en être surveillé
chez les sujets à tendances congestives ; en ce cas, il
sera bon de ne pas dépasser 41°.

Après le bain chaud, comme après le bain hyperthermal et surtout après ce dernier, le baigneur aura
soin d'éviter un refroidissement toujours nuisible en
pareil cas. Aussi devra-t-il s'envelopper d'une cou-

verture bien chaude et se faire donner une friction de
moyenne intensité, une friction trop forte favorisant
au contraire le refroidissement.

De l'exercice après les bains.

Il est un préjugé malheureusement très répandu
dans le public fréquentant les stations thermales, préjugé consistant à croire à la nécessité *absolue* de se
reposer au lit après un bain ou après une douche.
Sans ce soi-disant moyen de réaction ou de repos,
toute l'efficacité du traitement semble perdue. Cette
idée est tellement ancrée dans l'esprit des baigneurs
que bien des médecins, pourtant convaincus de l'inu-
tilité d'un pareil procédé, n'osent réagir et laissent
faire leur malade pour ne pas se heurter à la résistance
qu'opposent ces derniers.

Eh bien ! après un bain, comme après une douche,
il est préférable de ne pas se coucher ; il faut au contraire se livrer à un exercice modéré, marcher à une
allure moyenne pendant une demi-heure ou trois
quarts d'heure (point n'est besoin par excès de zèle
de faire du pas gymnastique), éviter le grand soleil et
choisir un terrain demi-ombragé et plat autant que
possible. A Plombières, la Promenade des Dames
réunit admirablement toutes ces qualités. S'il fait
froid, raison de plus pour marcher ; la réaction se fait
d'autant mieux que la température extérieure est plus
basse. S'il fait très chaud, de 26° à 30°, on peut se
dispenser d'exercice.

Le repos au lit ne doit être prescrit qu'aux personnes *impotentes*, *infirmes* ou à celles qui, vu leur état de *faiblesse*, ne peuvent se livrer à l'exercice de la marche et par conséquent se réchauffer spontanément. Ces dernières éviteront au lit de se couvrir de multiples couvertures qui favorisent la sudation dont il faut bien se garder, sous peine d'aller à l'encontre du but qu'on se propose.

En résumé, les baigneurs à *moins d'être très faibles ou impotents* doivent se livrer à un exercice modéré après le bain ou la douche; c'est la ligne de conduite que j'ai toujours suivie à l'égard des malades qui m'ont été confiés; je n'ai jamais eu lieu de m'en plaindre, ni eux non plus.

DOUCHES.

Douches chaudes.

La douche chaude de 33° à 37° est d'un emploi fréquent à Plombières. Comme nous l'avons dit plus haut, chaque cabinet de bain est muni d'un appareil à douche. Celle-ci, dite « douche Tivoli », se prend généralement dans le bain, le malade étant debout, et se donne soit en pluie, soit en jet mobile; ce dernier procédé semble être le plus efficace.

La durée de la douche chaude varie entre 3 et 10 minutes, suivant les cas. Comme après le bain chaud, le baigneur pour éviter de se refroidir doit être enveloppé dans une couverture de laine et subir une friction de moyenne intensité.

L'effet produit par une douche chaude est le même que celui d'un bain chaud pris à la même température. C'est un procédé calmant, sédatif, trouvant son indication chez les malades présentant des phénomènes d'excitation nerveuse, tels que les neurasthéniques, les hystériques, etc.; toutefois, cette sédation ne doit pas aller jusqu'à la dépression, et le médecin devra suspendre l'emploi de la douche chaude en temps utile.

Bien différents sont les effets de la *douche très chaude*, c'est-à-dire au dessus de 37°. C'est un procédé excitant indiqué toutes les fois qu'il s'agit de congestionner la peau et de produire une dérivation quelconque. La durée de cette douche est moindre que celle administrée à une température inférieure à 37°; on peut la porter à 45° et au delà, suivant les effets que l'on veut obtenir et suivant le tempérament du malade.

La douche très chaude est particulièrement indiquée dans le *rhumatisme viscéral*, le *rhumatisme articulaire chronique*, et dans certains cas de *névralgies;* elle réussit mieux que toute autre dans la *dyspepsie hyperchlorhydrique.*

Douche froide.

La douche froide est, suivant sa durée, un procédé tonique ou révulsif.

Il arrive souvent à Plombières que la sédation des douches et des bains chauds dépasse le but proposé et se change en dépression; c'est alors qu'il faut combattre cet état par un correctif tonique et excitant, consistant dans l'emploi de la douche froide. Certains cas de neurasthénie relèvent particulièrement de ce procédé.

D'autres fois, la douche froide agit comme agent de révulsion, de dérivation, c'est dans ce but qu'on l'administre dans quelques formes de *rhumatisme chronique*. Elle trouve aussi son indication quand le malade sort de l'étuve humide; on l'enveloppe alors dans des couvertures de laine, on le porte à la salle de douches où il reçoit une douche froide en jet mobile.

De toutes les douches froides, cette dernière est le procédé de choix et convenant à la majorité des cas traités à Plombières. La douche en pluie mobile est plus douce que la précédente et s'adresse surtout aux enfants et aux malades pusillanimes.

Si on veut obtenir des effets plus excitants, on peut administrer la douche en pluie verticale, voire même la douche en cercles, mais ces procédés ne doivent être employés que chez les personnes ayant une grande habitude de l'hydrothérapie et qui ne sont pas sujettes aux troubles divers causés par les douches froides, tels que : maux de tête, vertiges, insomnie, palpitations, suffocations.

Douche écossaise.

La douche écossaise, mieux supportée en général que la douche froide, est fréquemment donnée à Plombières, car ses indications sont multiples et son efficacité bien reconnue.

Ainsi qu'on le sait, la douche écossaise consiste dans l'application plus ou moins prolongée d'un jet chaud suivie d'un jet froid très court. L'eau chaude est à la température initiale de 36° environ, puis on monte progressivement jusqu'à 46° ou moins, suivant les cas et l'entraînement du malade ; on reste à la température maxima pendant un temps plus ou moins long (de 30 secondes à 2 minutes), jusqu'à ce qu'on obtienne la coloration rouge cerise de la peau ; c'est alors qu'on administre le jet froid. Suivant la durée de ce dernier, on arrive soit à des effets purement révulsifs, soit à des effets à la fois révulsifs et toni-sédatifs.

Les principales indications de la douche écossaise sont : les *douleurs névralgiques*, la sciatique, le *rhumatisme* subaigu et chronique, la gastralgie, les congestions chroniques de l'utérus et des annexes, la dysménorrhée, les états douloureux relevant de la neurasthénie et de l'hystérie. Elle est aussi un excellent moyen de *relever l'état général ;* c'est dans ce but qu'à Plombières, elle est souvent employée pour corriger les effets déprimants du bain, lorsque le malade ne peut supporter la douche froide.

Douche alternative.

La douche alternative dérive de la douche écossaise dont elle n'est qu'une variété. Elle consiste dans l'administration d'une douche chaude suivie d'une douche froide, mais dont l'application est répétée plusieurs fois de suite et les différents temps d'égale durée ; on donne, par exemple, 15 secondes de douche chaude, 15 secondes de douche froide, et ceci répété deux ou trois fois de suite sans interruption.

La douche alternative est un procédé beaucoup plus tonique et plus excitant que la douche écossaise ; mais elle est assez désagréable.

Employée comme douche générale, elle a les mêmes indications que la douche écossaise, mais on l'utilise plutôt comme procédé local; à ce titre, on l'emploie dans certaines formes de rhumatisme chronique dans quelques affections de l'estomac et dans *l'atonie intestinale*.

Douche en cercles et en couronne.

Ces deux appareils sont installés aux Nouveaux-Thermes.

La douche en cercles se compose de cerceaux creux superposés, disposés parallèlement et incomplets de façon à laisser un espace suffisant pour permettre au malade de venir se placer au centre de l'appareil; ils sont en outre percés sur leur face interne de petits orifices par lesquels l'eau sort en une fine poussière. Une pomme d'arrosoir se trouve au-dessus de l'appareil.

La douche en cercles est un procédé à la fois général et local à volonté; elle peut être donnée chaude ou froide, mais cette dernière est la plus usitée, car la douche en cercles est surtout un agent d'excitation et de révulsion utilisé dans les maladies causées par un ralentissement de la nutrition, dans certains cas d'asthénie et d'affections gastro-intestinales.

La *douche en couronne* consiste dans une pomme d'arrosoir ne présentant qu'une ou plusieurs fissures circulaires, de telle sorte que le malade placé sous la douche a la tête protégée. Les indications de cette douche sont les mêmes que celles de la douche en pluie dont elle n'est en somme qu'une variété et une atténuation.

Douche-massage.

D'habitude pour l'administration d'une douche, le malade est dans la station debout. La position couchée est bien préférable, grâce à l'état de relâchement complet dans lequel sont placés les muscles. C'est l'idéal réalisé dans la douche-massage d'abord en usage à Aix-les-Bains, puis dans d'autres stations thermales, au rang desquelles figure Plombières.

Comme son nom l'indique, ce procédé consiste dans la combinaison d'un massage général ou local avec une douche également générale ou locale. La température et la pression varient à volonté

L'appareil se compose d'une planche horizontale sur laquelle s'étend le patient. Au-dessus et parallèlement à l'axe du corps se trouve un tuyau horizontal par lequel arrive l'eau qui se déverse dans des ajutages s'embranchant sur celui-ci et perpendiculaires à son axe. Ces ajutages, au nombre de quatre ou cinq, suivant les appareils, sont séparés les uns des autres par une distance de $0^m,30$ environ. Susceptibles de tourner autour du tuyau principal, ils se terminent par des embouts permettant à l'eau de s'échapper soit en jet, soit en pluie. Au moyen d'une simple manœuvre de robinets, il est facile d'obtenir une douche localisée sur la partie malade ou quatre ou cinq douches tombant verticalement sur le patient, ce qui réalise en somme une douche générale. En même temps que la douche, on peut pratiquer un massage général ou seulement local.

Le masseur peut encore tenir sous l'aisselle un tuyau permettant d'administrer une douche à jet mobile pouvant remplacer la douche verticale ou la renforcer suivant les cas et les indications du médecin.

La douche-massage comporte de nombreuses indications, puisqu'on peut l'utiliser à la fois comme procédé général ou comme procédé local; à elle seule, elle peut à la rigueur remplacer tous les autres appareils, grâce au jeu des multiples combinaisons dont elle est susceptible.

Douche de vapeur.

Cette douche installée au bain National consiste dans un jet de vapeur fourni par un réservoir où l'eau est en ébullition. Grâce à un tuyau muni d'une lance dont le jet peut être dirigé à volonté, elle peut servir soit comme douche générale, soit comme douche locale.

La durée est subordonnée à la température et à la pression; elle est en général de 10 à 15 minutes.

Employée comme agent d'excitation, de sudation et de révulsion locale, ses principales indications sont :

le rhumatisme chronique, l'arthrite sèche, les névralgies, les névrites, etc.

Douches locales.

Le cadre de ce travail ne me permet pas d'insister
sur les différentes douches locales susceptibles d'être
administrées à Plombières; je ne puis que citer : *la
douche lombaire*, la *douche hypogastrique*, la *douche
abdominale* qui toutes trois, trouvent leurs indications
dans différentes affections de l'appareil gastro-intestinal et surtout de l'appareil génital ; — la *douche
épigastrique* si efficace dans certaines maladies de
l'estomac (atonie, dyspepsie rhumatismale, hyperchlorhydrie, gastralgie) — les *douches articulaires* localisées aux jointures douloureuses, ainsi que celles
dont l'application vise uniquement un trajet nerveux
douloureux. Toutes ces douches ont des indications
variées et des effets différents suivant leur durée,
leur pression et leur température, c'est pourquoi une
description complète ne peut trouver place ici. Parmi
les procédés locaux, je n'en retiendrai que deux très
usités à Plombières : les douches et irrigations périnéo-
vaginales, et la douche sous-marine.

Irrigations vaginales. — Douches périnéales.

A Plombières, en raison du grand nombre d'affections utérines qu'on y soigne, les irrigations vaginales jouent un grand rôle dans le traitement.

Ces irrigations peuvent être faites dans une baignoire ordinaire au moyen d'un dispositif spécial, soit sur le lit servant aux lavages intestinaux ; ce dernier moyen est en somme le plus commode et le plus pratique, vu la facilité de régler à volonté la température et la pression.

IRRIGATION TRÈS CHAUDE. — Par irrigation ou injection très chaude, on entend l'eau portée à la température de 45° à 50° et à une faible pression ; il en résulte par conséquent un écoulement très lent dont la durée moyenne varie de 15 à 20 minutes.

Cette irrigation est hémostatique et décongestionnante, en raison de la constriction qu'elle provoque dans les vaisseaux de l'utérus et des contractions des muscles de cet organe ; elle a de plus une action antiseptique comme toute eau thermo-minérale n'ayant pas séjourné au contact de l'air atmosphérique.

De ses effets découlent ses indications : les irrigations à haute température agissent efficacement dans les cas d'hémorrhagies utérines, de congestion de cet organe, de métrites, de phlegmasies péri-utérines subaiguës ou anciennes.

IRRIGATIONS CHAUDES. — Ces injections se prennent généralement à une température indifférente, c'est-à-dire de 34° à 37° ; leur pression doit être faible et leur écoulement de longue durée. A Plombières, on les prend d'ordinaire dans un bain chaud à la même température ou peu s'en faut.

Ne produisant ni vaso-constriction, ni spasmes

musculaires, elles ont sur le système génital une action éminemment sédative renforçant celle du bain ; c'est un effet local surajouté à un même effet général ; d'où leur efficacité dans les dysménorrhées congestives, dans l'aménorrhée, dans les névralgies utérines, ovariennes et en général dans toutes les affections fonctionnelles douloureuses du petit bassin.

IRRIGATIONS FROIDES. — Moins employées que les irrigations chaudes, les froides ont sur l'appareil génital une non moindre efficacité.

A faible pression et pendant une durée de 15 à 20 minutes, l'injection froide produit sur l'utérus les mêmes effets qu'une injection à 45°, c'est dire qu'elle stimule la contractilité musculaire et vasculaire de cet organe, d'où ses effets décongestionnants, hémostatiques et antiphlogistiques dans les affections suivantes : métrorrhagies, métrites chroniques, déviations et congestions utérines.

Cependant, si on a le choix, il vaut mieux employer l'eau très chaude. A Plombières, cette dernière ne faisant pas défaut, est presque toujours en usage dans le cas présent. D'ailleurs, avec l'eau froide, il est à craindre de réveiller d'anciennes douleurs et de provoquer des accidents dont quelques-uns sont loin d'être anodins. Usons donc de préférence des ressources naturelles que nous offre notre station ; les malades éviteront ainsi des désagréments heureusement rares, mais pouvant néanmoins se manifester.

DOUCHES VAGINALES. — Les douches vaginales ne

sont que des injections faites sous une forte pression ; on les prend froides ou très chaudes et dans les mêmes conditions que les injections.

La douche vaginale froide est d'une durée toujours courte, c'est-à-dire de une à trois minutes ; elle provoque dans l'utérus une vaso-dilatation énergique et une abondante hyperémie. Ce procédé est indiqué dans tous les cas où il faut stimuler et tonifier l'organe en question, comme dans certaines aménorrhées et dysménorrhées, dans la sclérose utérine, la stérilité, etc. Les inconvénients signalés à propos de l'injection froide sont applicables à la douche vaginale froide, je n'insiste pas.

La douche vaginale très chaude à 45-50°, a des effets analogues à ceux de la douche précédente, mais ne comporte pas les mêmes inconvénients, d'où la préférence dont elle jouit habituellement.

Douches périnéales. — Les douches périnéales se donnent soit en jet, soit en pluie, au moyen de l'ancien outillage des douches ascendantes détournées aujourd'hui de leur destination ancienne.

La douche périnéale froide à pression moyenne et d'une durée de 10 à 15 minutes provoque le spasme des vaisseaux du petit bassin et la contraction des muscles de la région ; elle agit donc favorablement sur la constipation chronique et favorise la défécation ; elle modifie aussi certaines formes d'aménorrhée et de dysménorrhée et calme les douleurs causées par les hémorrhoïdes enflammées.

Donnée avec une pression forte et d'une courte durée, la douche périnéale froide réveille l'énergie des organes, les excite et active la circulation.

La douche périnéale très chaude à 45-50° possède une action analogue à celle de la douche froide, dont elle n'a pas les inconvénients; aussi doit-on l'employer chez les cardiaques et les artério-scléreux.

A la température de 37° environ, la douche périnéale est sédative, antispasmodique, à condition que la pression soit faible et l'écoulement lent; elle donne d'excellents résultats dans les névralgies pelviennes et les douleurs dues aux hémorrhoïdes.

Douche sous-marine.

La douche sous-marine est un procédé hydrothérapique spécial à Plombières. En quoi consiste-t-elle ? C'est une douche en pluie, abdominale ou hypogastrique suivant les cas, donnée dans le bain, d'où son nom de « sous-marine ».

Pour recevoir cette douche, le malade assis dans la baignoire, s'incline légèrement en arrière pour que l'eau atteigne plus directement la paroi abdominale. Cette inclinaison doit être d'autant plus grande que le ventre est plus flasque. La pomme d'arrosoir se trouve à $0^m,10$ ou $0^m,20$ du corps du malade. La force de percussion très atténuée, grâce à la nappe d'eau que le jet « sous-marin » est obligé de traverser pour arriver jusqu'à la paroi, peut d'ailleurs être modifiée par le rapprochement ou l'éloignement de l'appareil servant à la douche, et par là, varier les effets suivant les indications. Le doucheur ou le malade lui-même promène la pomme d'arrosoir soit sur l'hypogastre, soit sur la région periombilicale ou le trajet du gros intestin, et ce, à la température et pendant le nombre de minutes indiquées par le médecin.

En général, la douche en question se donne à 40°, à une pression faible, et d'une durée variant de 3 à 10 minutes. Telle est la *douche sous-marine type*.

C'est un procédé calmant, sédatif, réservé aux états qui s'accompagnent de spasmes et de douleurs, tels que : *entéralgie, entérite muco-membraneuse spasmodique, dysenterie, névralgie ovarienne, lombo-abdominale*, etc.

La douche sous-marine portée à 45-48° agit dans le même sens que la précédente et se trouve douée d'une plus grande efficacité.

Je me suis bien trouvé de la *douche sous-marine écossaise* d'une durée de 2 minutes pour le jet chaud à 45° suivi d'un jet froid de 6 à 10 secondes. Dans ces conditions, c'est un procédé plus sédatif que la douche sous-marine simplement chaude; les malades la trouvent d'ailleurs bien plus agréable et accusent après son application une étonnante sensation de bien-être et de calme; aussi l'ai-je adoptée de préférence.

Dans la constipation chronique due à *l'atonie intestinale*, dans la colite *muco-membraneuse* de même nature, la *douche sous-marine alternative* m'a paru donner d'excellents résultats et réveiller la contractilité de l'intestin. On exerce un véritable massage en mettant la pomme d'arrosoir à la distance de $0^m,05$ à $0^m,08$, distance d'ailleurs variable suivant la sensibilité de chaque malade.

La température est portée à 45° environ et les jets alternativement chauds et froids ont une durée respective de 10 secondes. Ce procédé n'a que l'inconvénient d'être fort désagréable.

Lavage de l'intestin ou douche horizontale.

Le lavage de l'intestin a remplacé à Plombières l'ancienne douche ascendante qui n'est plus guère utilisée que pour l'usage des douches périnéales ; c'était en effet un procédé peu pratique, aveugle et brutal, pouvant donner lieu à des accidents, aussi y a-t-on complètement renoncé, à Plombières du moins.

Le lavage du gros intestin, dont l'efficacité est bien connue dans la *colite muco-membraneuse*, la *constipation habituelle*, la *dysenterie chronique*, etc., se fait aujourd'hui dans la *position couchée*, d'où le nom de « *douche horizontale* » qui lui a été donné ; encore le mot « douche », est-il fort mal choisi, éveillant dans l'esprit l'idée d'une pression élevée, alors qu'en réalité dans le lavage intestinal, elle est le plus souvent très faible.

L'instrumentation n'est pas compliquée ; elle se compose d'un lit percé en son milieu d'une cuvette ; au pied du lit se trouve un récipient métallique gradué, de la contenance de 20 litres, se mouvant verticalement, à l'aide d'un contrepoids, sur une échelle divisée en centimètres servant à vérifier la pression. Un niveau d'eau muni d'un flotteur est situé à l'extérieur du récipient ; un thermomètre à cadran relié à ce dernier indique la température du liquide. Un tube en caoutchouc met en communication le récipient à une canule personnelle à chaque malade. Cette canule molle en caoutchouc rouge, dite « canule de Plombières », a une longueur de $0^m,35$ à $0^m,45$ et un calibre de 8, 10 et 12 millimètres. Le médecin indique à chaque baigneur celle qui lui convient.

Le lavage se prend donc dans la position couchée, le cœcum en situation déclive, ce qu'on réalise en faisant incliner le corps légèrement à droite. Auparavant le malade ou un employé a eu soin de mettre l'eau à la température et à la pression prescrites par le médecin, conditions indispensables, essentielles, variant suivant la forme d'entérite, et dont dépend toute l'efficacité du traitement. C'est sur ces deux points qu'est particulièrement attirée l'attention du docteur, souvent obligé de faire varier d'un jour à l'autre suivant la tolérance du malade, la température, la pression et la quantité du liquide employé. Nous reviendrons d'ailleurs sur ce sujet dans un chapitre suivant concernant la colite muco-membraneuse.

Inutile d'ajouter que pendant son lavage, le malade peut aisément surveiller l'appareil et se rendre ainsi compte des variations qui peuvent se produire ; une simple manœuvre de robinets placés à sa portée suffit à assurer la bonne exécution de cette petite opération.

Étuves humides. — Étuves générales.

Les étuves générales, suffisamment spacieuses pour contenir plusieurs personnes à la fois, sont au nombre de deux, l'une pour les hommes, l'autre pour les dames. Toutes deux sont des étuves humides dont la chaleur et la vapeur d'eau sont fournies par une source dont la température atteint 71°. Une troisième étuve humide dite « l'Enfer » se trouve au bain National.

Afin d'éviter des accidents, le malade, avant d'arriver à l'étuve, passe d'abord dans des salles de plus en plus chaudes dont les températures respectives sont de 25°, 28°, 30° et 35°; il entre ensuite dépouillé de tout vêtement dans l'étuve proprement dite où le thermomètre marque 45° à 46°. La première impression ressentie est assez pénible, la buée dégagée et la grande chaleur causent une certaine oppression, mais quelques secondes après, le malade se remet, sa respiration reprend un rythme normal et la transpiration s'établit.

La durée du séjour dans l'étuve est très variable suivant les personnes ; on peut dire qu'elle oscille entre 5 et 15 minutes ; quelques sujets peuvent y rester 20 minutes, davantage même, d'autres au contraire à peine 3 ou 4 minutes ; en général, les femmes sont plus réfractaires que les hommes; en tout cas, on ne doit jamais dépasser la limite prescrite par le médecin, même si on se sent de force à subir l'épreuve plus longtemps.

Au point de vue physiologique, l'étuve a pour effet d'établir une abondante transpiration due à la secrétion des glandes sudoripares, et par conséquent, une perte de poids; d'après Wigand, dans une étuve humide à 45°, cette perte serait de 15 grammes par minute; elle se continue d'ailleurs après la sortie du bain de vapeur. Cette transpiration facilite l'élimination de tous les produits toxiques accumulés dans l'organisme et cause une révulsion cutanée qui décongestionne les organes profonds. Comme conséquence de cette perte de liquide, le patient est en proie à une soif intense et la secrétion urinaire se trouve abaissée; le pouls augmente de fréquence, le cœur s'accélère jusqu'à provoquer parfois des palpitations et de l'angoise précordiale. Dans ces circonstances, le malade doit immédiatement sortir de l'étuve sous peine d'accidents graves; il en est de même s'il ressent de la gêne respiratoire, des maux de tête, des nausées, des bourdonnenents d'oreilles et du vertige.

Au sortir de l'étuve, il est soumis à l'application d'une douche froide pour combattre l'action débilitante du bain de vapeur. Dans certains cas, avant de se soumettre à la douche, il s'étend sur un lit où il continue la sudation, grâce à l'enveloppement dans des couvertures, sudation suivie d'une séance de massage.

L'étuve humide donne les meilleurs résultats dans les différentes manifestations de la *diathèse rhumatis-*

.male, le *lumbago*, les *névralgies*, les rétractions tendineuses et musculaires, les états cachectiques causés par le *paludisme*, certaines *dermatoses chroniques* (lichen, prurigo, eczéma) et d'une façon générale toutes les maladies constitutionnelles relevant de l'*arthritisme*.

Les maladies de poitrine, du cœur et des gros vaisseaux sont une *contre-indication* formelle. La même défense concerne les personnes déprimées ou ayant des tendances à faire de la *congestion céphalique*.

Étuves humides limitées.

Les étuves humides limitées, situées au bain National, comprennent le bain de vapeur en caisse, le bain de vapeur pour les membres inférieurs et un autre pour le siège.

Dans le bain dit d'*encaissement*, le malade a la tête en dehors de l'atmosphère chargée de vapeurs, tandis que le corps se trouve dans une boîte ou caisse métallique dans laquelle est concentrée la vapeur d'eau.

Les effets sont absolument identiques à ceux de l'étuve générale, mais la suffocation étant moindre, puisque la tête est à l'air, le patient est moins incommodé que dans cette dernière et peut y séjourner plus longtemps; de ce fait, la transpiration se trouve accrue, et en même temps l'efficacité du procédé.

Le bain de caisse se trouve surtout indiqué chez les personnes ayant des tendances à la congestion céphalique, il donne donc à cet égard une absolue tranquillité. A part cela, les indications et contre-indications sont les mêmes que celles indiquées au chapitre précédent.

Le bain de vapeur destiné *aux membres inférieurs* est une caisse remplie de vapeurs d'eau minérale dans laquelle le malade introduit seulement les jambes et la partie inférieure des cuisses, le reste du corps étant à l'extérieur. C'est un procédé local destiné à combattre les affections rhumatismales et névralgiques siégeant principalement aux membres inférieurs ; il est évident que, même dans ce cas, l'étuve générale et le bain de caisse seraient préférable, mais on est obligé de tenir compte de la pusillanimité de certains malades auxquels les autres méthodes de sudation inspirent une crainte irréfléchie. Ajoutons que l'étuve locale en question est un procédé dont on peut user chez quelques cardiaques, tout en les surveillant de près.

Le *bain de siège de vapeur* est un procédé excitant ayant la propriété de congestionner les organes pelviens et de régulariser certaines de leurs fonctions ; il fait merveille dans nombre de cas parmi lesquels il faut citer : l'aménorrhée, la dysménorrhée, la stérilité, etc. Nous y reviendrons plus loin dans le chapitre consacré aux maladies des femmes.

Inhalations.

Plombières possède deux salles d'inhalations installées au pavillon des Princes; l'eau minérale y est pulvérisée au moyen de l'appareil Appenseller-Wassmuth en gouttelettes tellement fines qu'elles sont à peine visibles; cette extrême ténuité facilite leur absorption par la muqueuse broncho-pulmonaire jusque dans ses dernières ramifications. De plus, aucune humidité ne régnant dans les salles, les malades peuvent y consacrer leur temps à la lecture ou à leur correspondance sans être nullement incommodés, ce qui n'est pas le fait de certaines stations où les salles d'inhalation sont de véritables étuves tièdes où on est obligé de chausser des sabots.

Des deux salles, dans l'une, l'eau pulvérisée est l'eau de Plombières, sans mélange aucun; dans l'autre, la même eau à laquelle on a préalablement ajouté de l'huile de pin, d'où l'odeur *sui generis* reconnue en entrant.

Les inhalations, auxquelles on adjoint un traitement général, ont sur la muqueuse respiratoire une action sédative grâce à l'azote et à l'acide carbonique contenus dans l'eau thermale et une action modificatrice des secrétions due à l'*oleum pini*; aussi procurent-elle une réelle amélioration aux arthritiques atteints d'*angine granuleuse*, de *laryngite* et de *bronchite chronique*, d'*emphysème* et d'*asthme nerveux*.

Massage.

Le massage est de pratique courante à Plombières; en effet, nombre d'affections traitées dans cette station trouvent dans ce procédé un complément efficace de l'hydrothérapie. Il est effectué soit par des masseurs ou masseuses faisant partie du personnel des établissements, soit par des masseurs indépendants de la Compagnie des Thermes et traitant les malades à domicile.

Les affections relevant du massage sont en première ligne : la constipation habituelle et la colite muco-membraneuse même dans sa forme spasmodique ; dans ce cas, un massage très doux et prolongé diminue peu à peu la contracture de l'intestin et fait disparaître les douleurs causées par cette dernière. Les masseurs ont d'ailleurs une grande habitude de ce procédé et le pratiquent dans les meilleures conditions.

Le massage est encore indiqué dans les maladies suivantes soignées à Plombières : ptoses abdominales en particulier l'entéroptose, dilatation de l'estomac, affections rhumatismales (hydarthrose, arthrite sèche, ankyloses et raideurs articulaires), amyotrophies dues à une arthrite de voisinage ou à une névralgie (sciatique), arthritisme (massage général).

Les affections gynécologiques, telles que la paramétrite chronique, les déviations utérines, les exsudats pelviens, trouvent aussi dans un massage rationnel une réelle amélioration.

Eau en boisson.

Trois sources sont employées en boisson, ce sont : la source des Dames (51°) dont la buvette se trouve près du bain Stanislas; la buvette de la source du

Crucifix (43°) et celle de la source Savonneuse (26°), toutes deux situées sous les Arcades.

On boit généralement avant le repas, à la dose d'un demi à deux verres par jour ; dans quelques cas on va jusqu'à quatre verres. Prise avant les repas, l'eau excite l'appétit en favorisant la secrétion gastrique ; après le repas, on la conseille quelquefois, en particulier lorsqu'il s'agit de calmer les douleurs gastriques dues à l'hyperchlorhydrie ou de réveiller les contractions de l'estomac en état d'atonie ; du reste, l'administration de l'eau en boisson est subordonnée à une foule de considérations que le médecin est seul en état d'apprécier.

En ce qui concerne l'estomac, toutes les sources ont des indications communes, mais relativement à l'intestin, il n'en est pas de même.

En effet, toutes les sources ont la réputation de constiper ; le fait est exact pour la source des Dames, mais la source du Crucifix et l'eau Savonneuse m'ont paru douées de propriétés laxatives ; j'ai souvent remarqué que la plupart des personnes sujettes à la constipation habituelle ont des selles régulières et *molles* après avoir fait usage de l'eau du Crucifix. La source Savonneuse cause les mêmes effets laxatifs, purgatifs même. Ces faits m'ont paru si fréquents, non seulement chez les malades, mais aussi chez les personnes en bonne santé, que je ne puis m'empêcher de les signaler (1).

(1) Ayant vérifié sur moi et à différentes reprises les propriétés des eaux du Crucifix et des Savonneuses, j'ai toujours constaté

Ces deux sources, dira-t-on, possèdent la même composition chimique que la source des Dames et il n'y a pas de raison pour que leurs propriétés soient différentes. C'est vrai, mais l'action thérapeutique d'une eau même prise en boisson n'est pas seulement le résultat des réactions chimiques qu'elle produit, il faut tenir compte d'autres facteurs, en particulier de la température. Tout le monde admet que la motricité de l'estomac et de l'intestin, leur sensibilité et leurs secrétions varient suivant la thermalité de l'eau ingérée. Y a-t-il donc lieu de s'étonner si des eaux à 26° et 43° ont des effets différents d'une eau à 51°,5? Je ne le crois pas. D'ailleurs cette raison tirée de la température est-elle la seule? D'autres causes peuvent intervenir, et nous avons vu plus haut que l'action physiologique des eaux à faible minéralisation, loin d'être connue, est livrée à bien des hypothèses.

On a encore attribué l'effet purgatif de la source Savonneuse à une indigestion; le fait est possible dans certains cas, mais comment expliquer cette indigestion lorsque l'eau est prise à la dose totale d'un verre ou d'un verre et demi dans le courant de la journée et à différentes reprises? Peut-on dire qu'il y a effet laxatif par indigestion lorsque l'eau du Crucifix est bue à la dose d'un demi-verre avant chaque repas? Ces effets laxatifs sont-ils dus à une simple coïncidence? Je ne sais, mais leur fréquence est telle qu'on est bien

des effets laxatifs qui ne tenaient pas à l'alimentation, puisque pour ne pas fausser les résultats, j'avais évité les mets dits rafraîchissants (fruits, légumes verts, etc.).

en droit de penser à une relation de cause à effet.

En résumé, et sans me prononcer d'une façon absolue, je crois les sources du Crucifix et Savonneuse douées, dans un grand nombre de cas, de propriétés laxatives; d'autres recherches élucideront définitivement la question.

L'eau de boisson employée en *gargarismes*, donne de bons résultats dans les inflammations de la gorge chez les arthritiques et les nerveux.

CHAPITRE VI

MALADIES TRAITÉES A PLOMBIÈRES.

AFFECTIONS INTESTINALES.

Entérite muco-membraneuse.

L'entérite muco-membraneuse, ou mieux la colite muco-membraneuse (puisque le gros intestin est seul lésé), est une affection des plus fréquentes et des plus répandues, surtout chez les femmes et chez les sujets de constitution neuro-arthritique. Elle est souvent méconnue des malades qui en sont atteints en raison des troubles divers qu'elle provoque dans différents organes, troubles souvent prédominants, d'où la grande facilité de ne pas rapporter à leur véritable cause les malaises ressentis par le patient. Les symptômes de la colite muco-membraneuse sont au nombre de trois principaux : la constipation, le rejet de fausses membranes, et les douleurs.

La *constipation* existe chez la plupart des malades et remonte en général à une date assez éloignée; depuis des mois et des années, ils ne vont à la selle qu'à l'aide de laxatifs, purgatifs ou lavements, et par ces moyens factices employés le plus souvent d'une façon abusive, ils fatiguent leurs intestins dont la sensibilité finit par s'émousser et voient leur constipation non seulement persister, mais même s'accroître. Les matières sont dures, fragmentées, ovillées, causant une douleur plus ou moins vive lors de leur expulsion. Certains malades sont toujours constipés, d'autres voient à une période de constipation succéder une débâcle diarrhéique de durée plus ou moins longue. La plupart du temps, ce n'est qu'une fausse diarrhée, ainsi qu'en témoignent les matières ovillées qu'elle contient, preuve d'un long séjour dans l'intestin.

Le *rejet des muco-membranes* constitue le signe pathognomonique de la maladie. Certains malades n'expulsent que du mucus, d'autres des muco-membranes. Le mucus ressemble à du blanc d'œuf non cuit, d'où le nom de glaires qu'on lui donne communément; les membranes (vulgairement les peaux) sont formées de mucus concrété en raison d'un long séjour dans l'intestin. Ces dernières affectent différentes formes; il en est d'aplaties, ressemblant à des fragments de tœnias et la confusion a souvent lieu; bon nombre de malades viennent prier le médecin de les débarrasser de cet hôte incommode et le médecin ne voyant pas le corps du délit prescrit un tœnifuge qui naturellement ne produit aucun effet. A côté de ces membranes aplaties, il en est de cylindriques et creuses simulant un fragment de muqueuse intestinale, de cylindriques et pleines ressemblant à des ascarides, contre lesquels on administre encore un vermifuge, mais en vain. L'expulsion des muco-membranes est un phénomène presque constant, cependant bien des malades n'en rejettent que de temps à autre.

Les douleurs se rencontrent à des degrés divers chez les malades atteints de colite muco-membraneuse. Elles sont *habituelles* ou *paroxystiques*. Les douleurs habituelles se voient dans la majorité des cas ; ce sont des douleurs sourdes comparables à des tiraillements, à des coliques, se manifestant à toute heure du jour et de la nuit, et plus intenses en général après les repas ; elles occupent des points de prédilection, tels que la région cœcale, l'angle droit du côlon transverse, l'ombilic, plus rarement la fosse iliaque gauche.

Les douleurs paroxystiques pour être plus rares n'en sont que plus intenses et plus pénibles ; elles constituent une véritable crise d'entéralgie survenant à des intervalles variables, simulant parfois un accès de colique hépatique ou néphrétique, voire même l'occlusion intestinale, l'appendicite et la péritonite ; en quelques heures, ce cortège de symptômes alarmants se calme, une débâcle survient et tout rentre dans l'ordre pour une période plus ou moins longue.

La *palpation du ventre* donne lieu à des constatations intéressantes ; tantôt le gros intestin est complètement *atone*, tantôt et le plus souvent il est en état de *spasme* facilement reconnaissable à la corde dure (corde de Glénard), qu'il forme dans certains segments ; à ce niveau, il donne la sensation d'un véritable tuyau de plomb lisse et douloureux qu'il ne faut pas confondre avec un segment rempli de matières, auquel cas la main perçoit les inégalités caractéristiques ; fait curieux, tel segment contracturé aujourd'hui ne le sera pas demain, le spasme étant de nature essentiellement mobile et intermittent.

A côté de ces symptômes principaux, il en est d'autres qui pour être secondaires n'en sont pas moins fréquents et gênants ; je veux parler des troubles qui retentissent sur tout l'appareil disgestif. En effet, les malades atteints de colite sont presque tous des dyspeptiques ; ils se plaignent de manque d'appétit, de gonflement après les repas, de pesanteur, d'éructations, de nausées, de vomissements, de douleurs à type hypochlorhydrique ou hyperchlorhydrique. Assez souvent, ces troubles gastriques sont prédominants, et tel malade qui vient consulter pour son estomac est en réalité atteint de colite muco-membraneuse ; la palpation du ventre et l'examen des selles lèvent tous les doutes.

Je ne puis insister ici sur les autres troubles rencontrés dans la maladie qui nous occupe ; qu'il me suffise d'énumérer : l'hypertrophie du foie, les ptoses viscérales, en particulier celle du rein, la lithiase intestinale, les hémorrhagies intestinales, les troubles nerveux engendrés ou aggravés par la longue durée de la maladie (neurasthénie, hystérie) ; les désordres de la sphère génitale (métrite, déviations utérines), etc.

Arrivons maintenant au traitement de l'entérite à Plombières où les malades atteints de cette affection constituent la majorité des baigneurs. Je ne chercherai pas à expliquer de quelle façon les eaux thermales agissent sur l'intestin. Est-ce par leur sédation ? Certains auteurs font en effet de la colite muco-membraneuse une névrose instestinale. Exercent-elles une modification locale des secrétions ? Toujours est-il que Plombières agit merveilleusement sur cette affection si rebelle, et que les malades fréquentant la station sont sinon guéris, du moins fort améliorés.

Le *traitement* consiste surtout dans les *lavages intestinaux* dont nous avons indiqué plus haut la technique. Toute l'efficacité de cette méthode dépend de la température, de la pression et de la quantité d'eau employée. Ces conditions sont en effet bien différentes suivant les formes de colites, elles peuvent même varier d'un jour à l'autre suivant la réaction et la tolérance de l'intestin. Spasme ou atonie, tels sont les deux signes sur lesquels on s'appuie pour formuler une irrigation intestinale. Aux formes spasmodiques et douloureuses conviennent les lavages à température indifférente et à pression peu élevée ; aux formes atoniques au contraire s'appliquent les irrigations à une température variant de 40° à 48° et à pression forte. Cette distinction est des plus importantes ; sans quoi le malade ira à l'encontre du but cherché, la guérison ; il verra au contraire empirer sa maladie.

Les *bains* constituent une partie du traitement tout aussi efficace que les douches horizontales, absolument inutiles d'ailleurs dans certains cas. Par leur sédation ils diminuent les douleurs causées par le spasme intestinal ainsi que l'activité des secrétions. Suivant les formes, on combinera judicieusement les moyens hydrothérapiques aussi variés qu'efficaces : eau en boisson, douches chaudes ou écossaises, douches sous-marines, massage.

A propos de massage, il n'est pas inutile de rappeler que si la forme atonique retire un grand bénéfice de cette pratique, l'entérite spasmodique n'est pas moins améliorée ; en effet, un massage très doux et prolongé arrive à détendre la fibre musculaire de l'intestin, et de cette façon fait disparaître les douleurs et la constipation dues à la contracture de cet organe.

Quelles sont les formes de colites muco-membraneuses justiciables de la cure de Plombières ? On sait qu'en France deux stations se recommandent pour le traitement de cette affection : Plombières et Chatelguyon. Plombières convient surtout aux formes spasmodiques douloureuses, ainsi qu'aux malades atteints de diarrhée ou de fausse diarrhée ; Chatelguyon serait plutôt la station de choix des entéritiques lymphatiques, présentant peu de phénomènes nerveux et douloureux.

Constipation.

La constipation est due à des causes multiples sur lesquelles je n'ai pas à m'arrêter ici. Plombières convient surtout à la constipation liée à un état constitutionnel, le neuro-arthritisme ; on sait combien elle est fréquente chez les névrosés, les neurasthéniques, les rhumatisants et les goutteux ; il s'agit donc ici de la constipation dite *habituelle* ou primitive, résultant probablement d'un affaiblissement ou d'une exagération de l'innervation générale et des réflexes ayant pour point de départ la muqueuse intestinale. Toujours est-il qu'au point de vue symptomatologique et thérapeutique, nous devons distinguer deux formes : la constipation atonique et la constipation spasmodique.

L'atonie est causée par un affaiblissement des mouvements péristaltiques dus à la perte de la contractilité de la musculature intestinale qui, n'ayant plus la force nécessaire d'expulser les matières, les laisse s'accumuler, d'où la constipation.

Le *spasme intestinal* aboutit au même phénomène, en empêchant les résidus de la digestion de progresser et d'aller plus loin, il les retient sur place en s'appliquant sur eux, et en laissant en aval un passage insuffisant. Cette constipation est ordinairement douloureuse et cause au malade de fréquentes coliques; la palpation de l'abdomen donne lieu aux constatations déjà faites à propos de la colite muco-membraneuse spasmodique.

Le traitement est le suivant : dans la constipation spasmodique, il faut diminuer la contracture par des bains chauds sédatifs, par des lavages intestinaux à température indifférente et à basse pression, par des douches sous-marines et par le massage vibratoire fait avec la main.

Dans l'atonie, il faut au contraire ré eiller la contractilité intestinale et exciter la secrétion des éléments glandulaires. Les lavages seront administrés dans les conditions suivantes : eau froide ou eau très chaude, pression forte (par pression forte, il faut entendre 50 à 70 centimètres au plus). Le massage donnera d'excellents résultats, ainsi que la douche sous-marine alternative, la douche froide abdominale en jet brisé et la douche lombaire à jet plein.

Appendicite.

Il est bien évident que Plombières n'a pas la prétention de guérir l'appendicite, mais elle peut la prévenir en agissant sur les causes ordinaires qui provoquent cette redoutable affection. En effet, que trouve-t-on dans les antécédents personnels de malades atteints d'appendicite? Presque toujours, pour ne pas dire toujours, des phénomènes de dyspepsie gastro-intestinale et surtout des accidents intestinaux, tels que constipation, diarrhée, alternatives de constipation et de diarrhée. En agissant sur ces symptômes, la cure de Plombières empêche par conséquent l'appendicite de se produire.

Une autre maladie peut également causer l'appendicite, c'est l'entérite muco-membraneuse.

Certains auteurs, en particulier Dieulafoy, prétendent que la colite ne conduit jamais à l'appendicite ; d'autres, non moins compétents, tels que Robin, Albert Mathieu sont d'un avis contraire ; les médecins exerçant à Plombières partagent cette dernière manière de voir ; en effet, des crises d'appendicite nettement caractérisées surviennent chez les malades antérieurement atteints de colite muco-membraneuse ; mon distingué confrère, le Dr F. Bernard a montré récemment les rapports qui unissent les deux maladies[1] ; d'après sa statistique personnelle, 58 malades sur 850, soit 6,8 p. 100, ont eu de l'appendicite à la suite d'entérite muco-membraneuse ; il est donc bien acquis aujourd'hui que cette dernière est une cause fréquente d'appendicite.

Non seulement la cure de Plombières prévient l'appendicite, mais elle contribue aussi à faire disparaître les troubles gastro-intestinaux qui existaient avant l'opération ; c'est pour cette raison que la plupart des chirurgiens envoient leurs opérés compléter leur guérison à Plombières.

Lithiase intestinale.

La lithiase intestinale consiste dans la production de concrétions minérales dans l'intestin ; ces concrétions se présentent sous trois formes principales : calculs, graviers ou sable. L'analyse chimique les a toujours montrées composées de sels de chaux (phosphate et carbonate) et de phosphate ammoniaco-magnésien.

Le plus souvent, la lithiase ne produit aucun sym-

______

(1) Colite muco-membraneuse et appendicite (*Journal des Praticiens*, 10 mai 1902).

ptôme, ce n'est que par hasard que les malades s'en aperçoivent ; ils ont alors la sensation de matières terreuses franchissant l'anus ; dans certains cas, l'expulsion des graviers est précédée d'une véritable crise d'entéralgie analogue à celle que l'on voit dans la colite muco-membraneuse ; cette dernière est d'ailleurs souvent compliquée de lithiase et on peut dire que s'il y a des colites sans lithiase, il n'y a pas de lithiase sans colite muco-membraneuse. Le neuro-arthritisme, la constipation, la stase et la rétention des sécrétions glandulaires sont des causes suffisantes de lithiase. Le traitement hydrominéral est le même que celui de la constipation et de l'entérite muco-membraneuse.

Autres maladies intestinales.

Il est impossible d'examiner en détail toutes les maladies de l'intestin susceptibles d'être traitées à Plombières, je ne puis que les indiquer. Ce sont :

Les *dyspepsies gastro-intestinales* bien décrites par A. Mathieu et très variables comme symptomatologie.

Les *diarrhées chroniques simples* se rencontrant chez les sujets affectés de nervosisme, telles sont les *diarrhées nerveuses* consécutives à une émotion, les diarrhées des neurasthéniques, celles qui succèdent à des refroidissements.

Les troubles gastro-intestinaux *d'origine rhumatismale* se traduisant par du catarrhe gastrique, des coliques, de la diarrhée séreuse ou dysentériforme.

5*

Toutes les *entérites chroniques* d'origine toxique ou infectieuse; dans ce groupe rentrent les *diarrhées des pays chauds*, les *diarrhées de Cochinchine*, la *dysenterie chronique*, les *diarrhées d'origine palustre*.

Les *entérites chroniques des enfants* presque toujours guéries à Plombières.

Il en est de même des *entéralgies paludéennes* ou *rhumatismales*.

Toutes ces affections relèvent d'un traitement hydrominéral sédatif qui diminue les douleurs et modère l'activité secrétoire de l'intestin. Plombières est donc tout particulièrement indiqué.

CHAPITRE VII

MALADIES DE L'ESTOMAC.

Dyspepsies.

Les eaux de Plombières conviennent aux malades atteints d'*affections douloureuses de l'estomac*, en particulier à cette classe de maladies mal définies nommées *dyspepsies sensitivo-motrices*, ou plus vulgairement *dyspepsies nerveuses*, en raison de leur origine et du terrain sur lequel elles évoluent généralement. En effet, comme l'a bien montré A. Mathieu, la viciation de la sensibilité et de la motricité de l'estomac « se produit souvent chez des personnes prédisposées par leur hérédité pathologique et surtout par leur état acquis de nervosisme et de neurasthénie ».

Nombreuses sont les causes qui prédisposent aux dyspepsies et aggravent en même temps l'état nerveux qui favorise leur développement. Ce sont : l'abus

des aliments épicés et des boissons alcooliques, celui
du tabac, l'irrégularité des heures de repas, le surmenage physique, le travail intellectuel prolongé, les
préoccupations, l'abus des plaisirs mondains, les
veilles, le manque d'air, etc.; toutes ces différentes
causes mènent lentement aux affections nerveuses et
aux dyspepsies; elles agissent surtout sur les habitants des grandes villes, où le surmenage sous toutes
ses formes sévit plus qu'ailleurs.

Les symptômes les plus communs des dyspepsies
nerveuses consistent en irrégularités de l'appétit souvent insuffisant, parfois exagéré, en éructations et régurgitations acides, en douleurs gastriques sous forme
de brûlures, tiraillements, crampes, en pesanteur et
en ballonnement obligeant le malade à desserrer ses
vêtements.

Ces troubles retentissent à distance et suivant les
cas on note de la constipation, plus rarement de la
diarrhée, de la congestion hépatique, de la dyspnée,
des troubles cardiaques (palpitations, tachycardie,
arythmie), des manifestations cutanées (eczéma, acné,
urticaire).

Les troubles nerveux constituent les complications
les plus fréquentes et les plus pénibles des dyspeptiques ; ils consistent en somnolence après les repas,
insommie ou cauchemars pendant la nuit, inaptitude
au travail intellectuel, perte de la mémoire, vertiges,
maux de tête, bourdonnements d'oreilles, irritabilité
et modification du caractère, tristesses, découragement, affaiblissement des fonctions génitales.

Un traitement hydrothérapique sédatif comme celui de Plombières améliore considérablement les malades atteints des diverses formes de dyspepsie nerveuse; la cure consiste en eau de boisson, bains, douches diverses (chaudes, écossaises ou épigastriques), massage local et général.

Hyperchlorhydrie.

A côté des dyspepsies sensitivo-motrices banales se place une autre affection nommée *dyspepsie hyper-chlorhydrique*, ou plus simplement *hyperchlorhydrie* consistant, comme son nom l'indique, dans la secrétion exagérée de l'acide chlorhydrique libre ou combiné du suc gastrique. Dans cette dyspepsie, le trouble secrétoire n'est pas tout, il faut encore et surtout tenir compte de l'élément névropathique, car il est à remarquer que les souffrances des malades en question sont proportionnelles à l'intensité de leur nervosisme, et non pas à la quantité d'acide chlorhydrique secrété. Je rappelle brièvement les symptômes : sensation de faim douloureuse avant les repas auxquels les malades font généralement honneur, car chez les hyperchlorhydriques l'appétit n'est pas diminué, — douleurs gastriques intenses survenant de deux à quatre heures après les repas, douleurs accompagnées de régurgitations dues à l'acidité du suc gastrique, — cessation des douleurs par l'ingestion de liquides ou d'aliments.

Telle est dans ses grandes lignes la forme la plus commune de l'hyperchlorhydrie; il en existe d'autres variétés cliniques, telles que le *gastroxynsis*, la maladie ou plutôt le *syndrôme de Reichmann*, l'hyperchlorhydrie continue avec ou sans stase alimentaire; je ne puis m'y arrêter.

Quoi qu'il en soit, les eaux de Plombières, par leur sédation, diminuent les secrétions de l'estomac et en modifient le chimisme; cette action a été constatée par Félix Bernard qui, faisant à Plombières, l'analyse du suc gastrique de deux sujets sains soumis au seul traitement de douze bains quotidiens à 35° trouva une diminution de l'acide chlorhydrique libre et combiné et de l'acidité totale.

Outre la balnéation, les hyperchlorhydriques retireront un grand bénéfice de l'eau prise en boisson, et des douches chaudes ou épigastriques.

CHAPITRE VIII

AFFECTIONS RHUMATISMALES.

De toutes les affections chroniques, aucune n'est plus justiciable des eaux thermales que les différentes variétés de rhumatismes. Plombières, par la haute température de ses eaux aussi bien que par leur parfait aménagement, doit être placé au premier rang des stations où on traite les diverses formes de ces affections.

Sont tributaires de Plombières toutes les manifestations rhumatismales depuis les plus légères jusqu'aux plus invétérées. Cependant une restriction est à faire ; il faut tenir compte de la constitution et du tempérament du malade. Ce dernier est-il névropathe, dyspeptique, Plombières est tout indiqué. Est-il au contraire mou, lymphatique, scrofuleux, c'est aux stations sulfureuses et chlorurées sodiques qu'il devra demander sa guérison.

Voyons sommairement les différentes formes de rhumatismes relevant de la cure de Plombières.

RHUMATISME SUBAIGU. — Il est évident qu'un malade en pleine période de rhumatisme articulaire aigu ne devra pas songer à se rendre dans une station thermale, quelle qu'elle soit, il n'en retirerait que des inconvénients. Il n'en est pas de même de ceux chez lesquels la période de convalescence traîne en longueur ; en effet, chez certains sujets, elle est d'une durée vraiment désespérante, le rhumatisme passe à l'état subaigu et le médecin épuise en vain la gamme des médicaments spécifiques ; dans ce cas, une cure faite dans une station à eaux peu minéralisées peut avoir une réelle efficacité.

Malgré la douceur du traitement, le rhumatisant verra ses douleurs se réveiller, ses jointures devenir le siège d'une nouvelle poussée, mais cet état n'aura qu'un caractère passager et le malade pourra continuer avec profit sa cure thermale.

Les complications cardiaques sont-elles une contre-indication au traitement ? Assurément non, à moins qu'il n'y ait des phénomènes d'asystolie. Si les lésions sont bien compensées, il n'y a aucun inconvénient à soumettre le malade à une cure sédative qui modifie dans un sens favorable tout aussi bien la lésion cardiaque que les manifestations articulaires. La plus grande prudence s'impose malgré tout et au médecin et au malade.

RHUMATISME CHRONIQUE. — Certaines formes de rhumatismes articulaires chroniques sont bien améliorées à Plombières, en particulier le *rhumatisme chronique simple*, qu'il soit primitif ou secondaire à une atteinte aiguë. Il en est de même de *l'arthrite sèche* et du *rhumatisme fibreux* ou périarticulaire produisant à la longue des rétractions tendineuses et des pseudo-ankyloses.

Le rhumatisme osseux, encore appelé *rhumatisme noueux* ou polyarthrite déformante, ne compte pas à Plombières autant de succès que les autres formes. Les lésions sont en effet fort difficiles à modifier et on n'est guère en droit de compter sur une amélioration que si la maladie n'est pas ancienne ; en tous cas, le traitement en arrête la marche progressive et agit sur l'état constitutionnel du sujet.

Les mêmes remarques s'appliquent au rhumatisme chronique des phalanges ou *nodosités d'Héberden*.

RHUMATISME ABARTICULAIRE. — Les rhumatisants sont exposés à une foule de manifestations morbides portant sur des régions bien différentes des articulations, et appelées pour cette raison « abarticulaires ».

C'est dans ce groupe que rentre le *rhumatisme musculaire* si fréquent et si douloureux ; ai-je besoin de citer le torticolis, le lumbago, la pleurodynie, etc. ?

Font encore partie de la famille rhumatismale certaines manifestations cutanées (érythème noueux, urticaire, œdème), des troubles nerveux, tels que névralgies, chorée, migraine et tant d'autres parmi lesquels il faut citer le rhumatisme des voies digestives se traduisant par des douleurs gastriques ou intestinales, de la dyspepsie dite rhumatismale dont la fréquence a été fort exagérée, ainsi que l'a bien montré le Dr Edmond Bloch.

Toutes ces manifestations abarticulaires, qu'elles soient seules ou accompagnées de lésions des jointures ne comptent que des succès à Plombières.

Les ressources que fournit cette station pour lutter contre la diathèse rhumatismale sont des plus variées ; les agents les plus usités sont : les bains chauds ou hyperthermaux, les douches froides, chaudes, très chaudes, écossaises ou alternatives, la douche de vapeur, les étuves humides générales ou partielles, la douche-massage, le massage général ou local. Il appartient au médecin de juger dans chaque cas quels sont les moyens hydrothérapiques qu'il doit employer de préférence chez les malades qui lui sont confiés.

Goutte.

Bien que les eaux de Plombières favorisent l'élimination d'une quantité d'acide urique supérieure à la normale, elles n'agissent pas d'une façon directe sur la goutte elle-même, mais plutôt sur quelques-unes de ses manifestations, telles que les *déformations articulaires*.

Sont également justiciables de Plombières les *goutteux névropathes* atteints de névralgies, céphalée, ra-

chialgie et les *goutteux dyspeptiques* souffrant de gastralgie, entéralgie, entérite, etc. Sous l'influence du
traitement, tous ces phénomènes sont souvent l'objet
d'une nouvelle poussée analogue à celle que l'on voit
chez les rhumatisants.

CHAPITRE IX

MALADIES NERVEUSES.

Sous ce titre, nous avons en vue les *maladies des centres nerveux*, les *maladies des nerfs* proprement dits, les *névroses* et les affections constituant ce qu'on est convenu d'appeler le *nervosisme*. Toutes celles que nous allons passer en revue sont tributaires des eaux de Plombières qui, grâce à leur action éminemment sédative, produisent rapidement, sinon la guérison, du moins une amélioration très notable.

Maladies du système nerveux central. — Les indications rentrant dans ce groupe et relevant de Plombières ne sont pas nombreuses ; cependant, il est certain qu'à la suite d'une *hémorrhagie cérébrale*, les eaux, en diminuant l'excitabilité cérébro-spinale, peuvent amener une amélioration dans les fonctions des membres paralysés lorsqu'ils sont atteints de *contractures douloureuses* accompagnées de *tremblements* et de *mouvements choréiformes*. Il en est de même lorsque ces phénomènes se montrent à la suite d'un ramollissement cérébral.

D'autre part, en modifiant la température des agents hydrothérapiques et en les maniant d'une façon judicieuse, on peut provoquer la stimulation des fibres musculaires et par là même arrêter la marche progressive de l'*atrophie*.

Les phénomènes d'excitation de la phase initiale de la *paralysie générale* (insomnie, délire) sont calmés par les bains chauds prolongés, mais il faut avouer que l'amélioration constatée n'est que passagère, la maladie poursuivant malheureusement sa marche fatale.

Si nous passons aux affections de la *moelle épinière*, nous voyons que, dans l'*ataxie locomotrice* en particulier, le traitement de Plombières donne des résultats aussi satisfaisants que possible. Évidemment, il ne s'adresse pas à la lésion organique elle-même, mais à ses manifestations douloureuses. S'il retarde souvent la marche de l'affection, il calme toujours les *douleurs fulgurantes*, atténue ou supprime l'*excitation génitale*, les *crises vésicales*, *entéralgiques* et *gastralgiques* si fréquentes dans cette maladie et si pénibles pour les patients. En un mot, relève de Plombières le tabes à *forme éréthique*.

MALADIES AFFECTANT LES NERFS PROPRÈMENT DITS. — C'est dans ce groupe que rentrent les *névralgies*, si variables dans leur nature et dans leurs manifestations ; qu'elles soient d'origine périphérique ou d'origine diathésique, elles sont justiciables d'une saison à Plombières où on les traite avec succès. La station s'adresse surtout aux névralgies dépendant des *diathèses rhumatismale* et *nerveuse*, ainsi qu'à celles qui témoignent d'une *infection palustre* à forme chronique.

Les eaux s'adressent naturellement à toutes les localisations de la douleur : névralgie faciale, lombo-abdominale, fémoro-cutanée, crurale, plantaire, névralgies viscérales relevant des diathèses déjà citées ou d'une affection des voies digestives (dyspepsie, entérite). Si la névralgie est symptomatique d'une tumeur, d'une exostose, d'un anévrisme, en un mot d'une production pathologique située sur le trajet du nerf douloureux, les eaux ne peuvent avoir aucune efficacité, et les chances de guérison résident dans une intervention opératoire.

Deux localisations douloureuses sont assez fréquentes à Plombières, je veux parler de la *névralgie intercostale* et de la *sciatique.*

La première, en plus des causes communes aux autres névralgies, en possède deux autres signalées par Gaston Lyon, dues à une action réflexe produite soit par une *affection utéro-ovarienne,* soit par des *troubles gastriques* (dilatation, dyspepsie).

La seconde est une des névralgies les plus communes ; inutile d'en énumérer toutes les causes possibles, nous n'en retiendrons qu'une, souvent invoquée à Plombières en raison de sa spécialisation intestinale ; c'est la constipation habituelle et l'accumulation de matières fécales dans l'S iliaque.

Névroses. — Les névroses forment un groupe de maladies se traduisant par des troubles fonctionnels du système nerveux, sans lésion anatomique au moins appréciable.

De toutes les névroses, la plus commune est assurément l'*hystérie*, affection à manifestations aussi nombreuses que variées, qu'elles soient motrices, sensitives, psychiques ou trophiques. Les baigneurs, les gens du monde la confondent souvent avec l'*érotisme;* c'est là une erreur regrettable occasionnant parfois quelques petits froissements de la part des malades, lorsque le médecin vient à prononcer devant eux le mot d' « hystérie ».

Quoi qu'il en soit, la cure de Plombières, au moyen de bains sédatifs prolongés et de douches chaudes, fait disparaître les phénomènes d'excitation, tels que crises convulsives, spasmes, contractures, tremblements, plaques hystérogènes, etc. Maniée au contraire en vue d'obtenir des effets stimulants et toniques, l'hydrothérapie agit efficacement sur les paralysies, anesthésies et autres troubles analogues dépendant de l'hystérie.

Une autre névrose tributaire de Plombières est la *chorée* ou danse de Saint-Guy. Le traitement agira d'autant mieux que cette maladie est liée, dans la plupart des cas, à la diathèse rhumatismale sur laquelle les eaux de la station ont une action pour ainsi dire spécifique.

La *paralysie agitante*, dans sa phase initiale, les *tics douloureux*, les *spasmes professionnels*, la *pseudo-an-*

gine de poitrine, les phénomènes d'excitation, faisant partie du cortège symptomatique de la *maladie de Basedow,* se trouvent parfaitement du traitement thermal de Plombières.

NERVOSISME. — D'après Monin, le nervosisme « consiste essentiellement en un affaiblissement de la volonté et de l'énergie et en une augmentation notable de l'excitabilité générale, avec diminution des facultés de contrôle et de coordination ». Nervosisme, faiblesse irritable, *neurasthénie,* c'est tout un. La neurasthénie, aujourd'hui si répandue, englobe une foule d'états morbides très dissemblables en apparence, mais se rattachant tous à la diathèse neuro-arthritique. Qu'elle se manifeste par des symptômes d'excitabilité ou de dépression, la neurasthénie, sous toutes ses formes, sera traitée avec succès à Plombières.

CHAPITRE X

MALADIES DES FEMMES.

Les eaux de Plombières conviennent à un certain
nombre de maladies ou troubles de l'appareil génital
de la femme. D'une façon générale on peut dire que
les troubles fonctionnels douloureux, les inflammations
chroniques et subaiguës de l'utérus et des annexes
évoluant sur un terrain arthritique et surtout nerveux
sont justiciables du traitement sédatif de Plombières.

Ceci étant, voyons les principales affections gynécologiques susceptibles d'une cure dans cette station.

Troubles fonctionnels.

AMÉNORRHÉE. — L'aménorrhée consiste dans la dis-
parition passagère ou plus ou moins durable du flux
menstruel. Elle constitue un symptôme dépendant

soit d'un état pathologique des organes génitaux, soit d'une maladie générale extra-utérine, cas le plus fréquent. Lorsque l'aménorrhée est symptomatique d'une affection locale, c'est à celle-ci que s'adresse naturellement la thérapeutique ; dépend-elle au contraire d'une diathèse ou de troubles fonctionnels extra-génitaux, la cure hydro-minérale varie suivant leur nature et l'état constitutionnel du malade.

Relèvent de Plombières :

1° Les aménorrhées de *cause nerveuse* ou évoluant chez les *névropathes* (aménorrhée des *neurasthéniques*, aménorrhée des *hystériques* s'accompagnant parfois de tympanisme simulant une grossesse, aménorrhée *réflexe* due à une émotion ou à un refroidissement).

2° Les aménorrhées liées à une *affection des voies digestives* (dyspepsies variées).

3° Les aménorrhées relevant de la *diathèse rhumatismale.*

Le traitement consiste surtout à modifier le terrain au moyen de douches et bains appropriés.

Dysménorrhée. — La dysménorrhée consiste dans une menstruation douloureuse et difficile à s'achever. Comme l'aménorrhée, elle relève de causes locales et de causes générales.

Sont justiciables de Plombières :

1° La dysménorrhée congestive due à une métrite chronique.

Parmi celles qui dépendent d'une affection extra-génitale :

2° La dysménorrhée liée à un mauvais état du tube digestif (dyspepsie hyperchlorhydrique, poussées de colite muco-membraneuse, constipation produisant souvent de la congestion utéro-ovarienne).

3° La dysménorrhée d'origine nerveuse, celle que l'on voit chez les neurasthéniques et les hystériques ; ces dernières voient souvent les douleurs persister après la menstruation sous forme de névralgies pelviennes, lombo-abdominales, etc.

4° Les dysménorrhées relevant d'une diathèse (paludisme, goutte, rhumatisme).

Le traitement consiste en bains de siège et en douches lombaires dont la thermalité varie suivant les formes de dysménorrhées.

La variété de *dysménorrhée* dite *membraneuse* peut également se traiter à Plombières, quand elle se développe sur un terrain à la fois arthritique et nerveux ; il en est de même lorsqu'elle s'accompagne de constipation et de colite muco-membraneuse, bien qu'elle soit d'une nature toute différente de cette dernière.

HÉMORRHAGIES UTÉRINES. — Sont traitées avec succés à Plombières :

1° Les hémorrhagies utérines dues à *la constipation* qui, nous l'avons déjà dit, provoque presque toujours de la congestion dans les organes du petit bassin (colite muco-membraneuse).

2° Les hémorrhagies de *cause nerveuse* signalécs par Leblond, se produisant habituellement sous l'influence d'émotions. Dans ce groupe, se rangent les métrorrhagies des *neurasthéniques*, signalées par Ausset.

3° Les hémorrhagies qui se voient rarement, il est vrai, chez les *dyspeptiques*.

4° Les ménorrhagies et métrorrhagies produites, par action reflexe, chez les femmes atteintes de *névralgie sciatique* ou lombo-abdominale (Marcotte).

Tous ces divers accidents relèvent d'un traitement général, complété par des douches lombaires et des irrigations vaginales.

LEUCORRHÉE. — La leucorrhée, ou flueurs blanches, est ordinairement causée par une affection de l'appareil génital, mais il n'est pas douteux qu'elle se produit sous l'influence d'une maladie générale ou d'un état diathésique.

C'est ainsi qu'à Plombières, la leucorrhéee se voit fréquemment chez les personnes atteintes de *constipation* et de *colite muco-membraneuse*. Elle est, pour ainsi dire, habituelle chez les *dyspeptiques*. Sa fréquence n'est pas moins grande chez les *goutteux* et les *rhumatisants* dont les poussées aiguës alternent volontiers avec la leucorrhée.

MÉNOPAUSE. — La femme arrivée à l'âge critique est sujette à des troubles variés qu'on peut diviser en deux groupes principaux : troubles circulatoires et troubles nerveux. Plombières ne s'adresse pas aux premiers, mais peut atténuer les seconds d'une façon notable.

Les troubles nerveux sont assez variés et retentissent sur différents organes. Les plus communs sont constitués par les symptômes nerveux et psychiques de la neurasthénie : maux de tête, névralgies, douleurs du rachis, insomnie, lassitude, découragement, manque d'énergie et de volonté.

Du côté des voies digestives, on note des phénomènes variés analogues à ceux de la dyspepsie nerveuse (hypochlorhydrie, hyperchlorhydrie, insuffisance gastrique, pesanteur, éructations, etc.).

Si on passe au cœur, outre les lésions organiques que nous n'avons pas à examiner ici, on constate des troubles purement nerveux, tels que palpitations, gêne respiratoire, oppression, etc.

La ménopause est aussi l'âge auquel les différentes diathèses commencent à se manifester, telles le rhumatisme, la goutte. Dans d'autres cas, les troubles diathésiques qui jusqu'alors avaient diminué de fréquence et d'intensité semblent vouloir reprendre un nouvel essor : les douleurs rhumatismales sont plus vives que jamais, les désordres nerveux s'accentuent; bref, l'état général devient mauvais.

Tels sont en quelques mots les principaux phénomènes que la cure de Plombières peut atténuer et faire disparaître : phénomènes nerveux et phénomènes dus à la diathèse rhumatismale.

Puberté. — La jeune fille parvenue à l'âge de la puberté est, comme la femme arrivée à la ménopause, sujette à des troubles congestifs et à des *troubles nerveux*. Si ces derniers prédominent, Plombières est tout indiqué ; c'est à cette station sédative par excellence que seront envoyées les jeunes filles tourmentées par des migraines et des névralgies ; c'est là, que seront combattues les névroses (neurasthénie, hystérie) dont le début se voit fréquemment à cette période de la vie. Le prurit vulvaire, l'excitation sexuelle due à la métamorphose qui s'opère, trouvent leur remède dans l'emploi judicieux des eaux thermales.

STÉRILITÉ. — Les causes de la stérilité sont des plus variées ; certaines d'entre elles, n'étant pas du ressort de l'hydrothérapie, seront passées sous silence ; nous n'indiquerons que celles relevant de Plombières.

La stérilité est causée par certaines maladies générales retentissant sur l'appareil génital ; c'est le cas de la *goutte* et du *rhumatisme* qui se compliquent si souvent d'aménorrhée, de dysménorrhée, de leucorrhée, et de pertes sanguines. Les mêmes troubles fonctionnels se retrouvent chez les personnes nerveuses, neurasthéniques ou hystériques.

Le *vaginisme*, en empêchant les rapports conjugaux est une cause assez fréquente de stérilité.

Dans certains cas, la stérilité est produite par un arrêt de développement de l'utérus et des ovaires ; ces organes sont restés ce qu'ils étaient dans le jeune âge, d'où le nom d'*utérus infantile* ou *pubescent* donné à cet état qui, le plus souvent, n'a rien de définitif. En effet, sous l'influence d'un traitement à la fois énergique et prudent, les organes génitaux poursuivent leur évolution normale et deviennent aptes à remplir leurs fonctions physiologiques.

Toutes les causes de stérilité précédemment énumérées se trouvent bien d'une cure à Plombières où on traite l'état morbide général (névrose, rhumatisme) et les troubles fonctionnels locaux.

Un des procédés les plus en vogue à Plombières contre la stérilité consiste dans l'usage du bain de siège de vapeur du *trou du Capucin*, vapeurs fournies par l'eau thermale alimentant le bain du Capucin. Pour utiliser ce mode de traitement, on vide la piscine au fond de laquelle s'ouvre ledit trou. La malade s'assied sur un siège disposé au-dessus, et reste là de 15 à 30 minutes. Ce bain de siège de vapeur produit localement des phénomènes d'excitation et de stimulation très efficaces dans certains troubles fonctionnels tels que l'aménorrhée et la dysménorrhée.

Troubles de l'innervation utérine.

NÉVRALGIES PELVIENNES. — L'appareil génital est souvent le siège de douleurs névralgiques très intenses s'irradiant dans le bassin et jusqu'aux membres inférieurs (*névralgie utérine, ovarienne, lombo-abdominale*). Ces troubles peuvent être liés à une lésion utéro-annexielle, telle que métrite, ovarite, dégénérescence de l'ovaire ; mais, dans la plupart des cas, l'examen de l'utérus et des annexes est négatif, on ne trouve absolument rien, tout est sain, ou du moins le paraît ; s'il existe une lésion, elle est des plus minimes et inappréciable au toucher. Comment expliquer ces douleurs? Elles relèvent évidemment de l'état névropathique de la malade ou d'une autre cause générale, en particulier de l'arthritisme ; ce qui prouve bien leur nature nerveuse, c'est leur persistance après l'intervention opératoire qui a cependant supprimé leur cause.

Le traitement de ces névralgies s'adresse à la diathèse neuro-arthritique et à la lésion locale, s'il en existe une. En tout cas, elles s'atténuent et disparaissent après une cure à Plombières (irrigations vaginales très chaudes, douches écossaises révulsives localisées à la région hypogastrique).

Prurit vulvaire. — Le prurit vulvaire est un trouble des plus pénibles et des plus agaçants pour les personnes qui en sont atteintes. Il peut s'observer chez les femmes ayant une lésion même très minime des organes génitaux externes, auquel cas le traitement doit s'adresser à la cause provocatrice locale et ne relève pas de Plombières. Cette station convient surtout aux prurits des femmes *arthritiques* ou *nerveuses*, aux prurits causés par une diathèse et non par une lésion cutanée ou autre. Le prurit vulvaire s'observe surtout aux deux périodes extrêmes de la vie génitale, à la ménopause et à la puberté ; dans ce dernier cas ; il doit être traité sans retard, car il peut conduire les jeunes filles à la masturbation et à toutes ses conséquences.

Les malades retireront de sérieux avantages du traitement calmant et sédatif de Plombières consistant en bains, douches froides, écossaises, bains de siège, etc.

Vaginisme. — Le vaginisme, contracture douloureuse et spasmodique des muscles vulvo-vaginaux, est produit soit par une lésion locale, soit par la diathèse nerveuse, et le plus souvent par les deux à la fois. Pour qu'il y ait vaginisme, il faut un terrain favorable à sa production, c'est-à-dire un nervosisme exagéré. En effet, ne fait pas du vaginisme qui veut. Combien de malades atteintes de lésions vulvo-vaginales ne présentent jamais les symptômes de cette maladie, alors que chez d'autres une toute petite érosion donne lieu à des crises douloureuses. L'excitabilité nerveuse est donc la condition essentielle du vaginisme, qu'il y ait lésion étiologique ou non. Ainsi que nous l'avons dit plus haut, le vaginisme, en rendant douloureux les rapports sexuels et en les empêchant, est une cause de stérilité.

Le traitement consiste à modérer l'excitabilité exagérée du système nerveux ; les applications générales (bains, douches) se trouveront avantageusement associées aux procédés locaux (douche vulvaire très chaude, bain de siège très chaud ou très froid, suivant les cas).

Plombières produira aussi une amélioration notable chez les sujets atteints de *coccygodynie*, de *nymphomanie* et de *satyriasis*.

Lésions organiques.

Métrites. — Si on tient compte du terrain sur lequel évoluent les métrites, de leurs allures, de leurs complications, on reconnaît que certaines d'entre elles peuvent être traitées avec succès à Plombières. Ce sont :

Les métrites récentes, subaiguës (endométrite du corps et du col).

Les *métrites chroniques des arthritiques*, surtout celles coïncidant avec des troubles des voies digestives, tels que dyspepsie, gastralgie, colite muco-membraneuse, constipation.

Les *métrites chroniques douloureuses* des nerveuses chez lesquelles on constate des névralgies diverses, en particulier les névralgies lombo-abdominale et iléo-lombaire, des troubles hystériques et neurasthéniques, des palpitations, du prurit vulvaire.

Les *métrites hémorrhagiques* sur lesquelles on peut facilement agir, grâce à la haute thermalité des eaux.

Les métrites accompagnées de *troubles vésicaux* (cystite chronique, ténesme vésical).

Le traitement sera à la fois local et général, il agira sur le terrain neuro-arthritique qui assurément ne produit pas la métrite, mais en favorise le développement.

Déviations utérines. — Les eaux sédatives de Plombières agissent sur les symptômes douloureux causés par les déviations de l'utérus. On constate souvent que des femmes exemptes de toute inflammation péri-utérine, mais atteintes d'une déviation même légère, sont en proie aux plus vives douleurs : douleurs abdominales, lombaires, sacrées, gêne pendant la

marche, troubles nerveux, gastralgie, etc. Leur état
névropathique en rend facilement compte ; il exagère
et rend intolérables des troubles qui seraient relativement bien supportés par une lymphatique par exemple.
C'est donc pour combattre les phénomènes douloureux liés aux déplacements de l'utérus qu'une cure à
Plombières peut rendre de grands services.

Lésions des annexes. — Les névropathes sujettes
aux *phénomènes douloureux* causés par les adhérences
et les exsudats consécutifs à une salpingo-ovarite, à
une paramétrite, à une pelvi-péritonite se trouveront
bien soulagées en venant à Plombières ; il en est de
même de celles qui, après avoir été opérées, sont
victimes des *troubles nerveux secondaires à la castra-
tion*, troubles analogues à ceux de la ménopause
naturelle, et qu'on peut qualifier de *troubles nerveux
de la ménopause artificielle*.

CHAPITRE XI

INDICATIONS SECONDAIRES.

Nous avons fini de passer en revue les indications principales constituant en quelque sorte les spécialités de Plombières, c'est-à-dire :

les affections gastro-intestinales,

le rhumatisme et ses manifestations,

les névroses,

les maladies des femmes.

Il nous reste à voir maintenant quelques applications secondaires qui retirent de Plombières une réelle amélioration.

Paludisme.

L'efficacité des eaux de Plombières sur l'impaludisme et sur ses différentes manifestations est incontestable, c'est là un fait clinique.

Elles agissent sur les *troubles gastro-intestinaux* si fréquents dans la malaria, surtout dans la forme larvée. En effet, toutes les formes de dyspepsies peuvent être observées chez les paludéens : dyspepsie sensitivo-motrice avec diarrhée cholériforme, dilatation de l'estomac, anorexie, vomissements incoercibles, spasmes du pylore, entéralgie, météorisme, etc., toutes ces manifestations surviennent le plus souvent périodiquement avec ou sans fièvre.

Les *troubles nerveux* ne sont pas moins fréquents; on sait qu'ils consistent surtout en névralgies (sciatique, intercostale, faciale, occipitale), en arthralgies ou en viscéralgies affectant l'estomac, l'intestin ou le cœur.

Il est alors facile de se rendre compte de l'action bienfaisante des eaux sur la cachexie palustre. Ce sont, en effet, les troubles digestifs et nerveux qui épuisent le malade et le mènent à l'anémie; supprimez les phénomènes gastro-intestinaux, supprimez les douleurs, du même coup, le malade assimilera les aliments qu'il absorbe, goûtera un repos réparateur et verra ses force revenir et l'anémie diminuer graduellement. A ces facteurs de guérison, il faut en ajouter un autre, l'*arsenic* contenu dans les eaux thermales.

Maladies de la peau.

Un certain nombre de dermatoses sont très efficacement traitées à Plombières. Évidemment, les eaux n'agissent pas d'une façon directe sur la peau elle-même, mais sur les diathèses qui favorisent leur développement, ainsi que sur certains désordres des voies digestives qui ont leur répercussion sur le revêtement cutané.

Aujourd'hui, les dermatologistes sont généralement d'accord pour admettre que bon nombre de maladies de la peau résultent de *troubles digestifs* qui, par voie réflexe, retentissent sur les téguments ; d'autre part, les *troubles du système nerveux* ou la *diathèse nerveuse* jouent aussi un grand rôle dans leur production, et le domaine des affections cutanées d'origine nerveuse tend à s'agrandir de jour en jour. Ne voit-on pas en effet chez le même malade des lésions eczémateuses ou du lichen alterner avec des migraines, des névralgies, des douleurs articulaires, des dyspepsies sensitivo-motrices? C'est, par conséquent, en s'attaquant aux troubles nerveux, digestifs et arthritiques, causes adjuvantes des dermatoses, que les eaux de Plombières trouvent leur raison d'être.

Sont justiciables de la station :

Les dermatoses d'origine gastro-intestinale : *eczéma prurigineux, acné inflammatoire, acné rosée, séborrhée, urticaire.*

Les dermatoses d'origine nerveuse ou dermatoneuroses, telles que différentes formes *de prurits* (prurit anal, scrotal, vulvaire, prurit de la neurasthénie), le *prurigo de Hébra*, le *lichen simplex*, le *lichen plan de Wilson*, la *dermatite herpétiforme prurigineuse chronique*, etc.

Maladies des voies urinaires.

Les affections *douloureuses* et *nerveuses* des voies urinaires se trouvent bien du traitement thermal de Plombières. Telles sont : la *cystite chronique douloureuse*, les *crises viscérales des tabétiques*, les *névralgies de la vessie* liées à l'hystérie, l'irritabilité de cet organe, le *spasme douloureux* de la vessie, cause fréquente de rétention.

A ces affections, il convient d'ajouter la *lithiase rénale* dont l'indication est basée sur l'excès d'acide urique éliminé dès le début de la cure.

Maladies des voies respiratoires.

Certaines affections des voies respiratoires sont de nature purement nerveuse et pour cette raison, relèvent de Plombières ; telles sont quelques manifestations *hystériques* retentissant sur le diaphragme et le larynx et consistant en aphonie, hoquet, bâillement, rire, toux nerveuse. Il en est de même de l'*asthme essentiel* considéré aujourd'hui comme une névrose, et du *pseudo-asthme* produisant une dyspnée causée par un *spasme glottique* de nature hystérique.

Nous avons vu plus haut que Plombières possède des salles d'inhalation ; leur action sédative et modificatrice des secrétions permet de les employer dans le traitement des arthritiques atteints d'angine et de laryngite granuleuse, d'emphysème, de laryngite et de bronchite chronique.

Névroses cardiaques.

En tant que sédatives, les eaux de Plombières sont indiquées en cas de *palpitations nerveuses* liées à l'hystérie, à la neurasthénie, à la chorée, au goître exophtalmique, et en cas de *palpitations réflexes* ayant pour point de départ une dyspepsie gastro-intestinale.

La *névralgie cardiaque* ou cardialgie, accompagnée de palpitations, d'accélération du pouls, est assez fréquente dans la neurasthénie ; à ce titre, elle est tributaire de Plombières.

La même station se trouve indiquée pour calmer et modérer les crises de *pseudo-angine de poitrine*.

Nous avons vu plus haut ce qu'il faut penser des lésions organiques du cœur compliquant le rhumatisme.

CHAPITRE XII

CONTRE-INDICATIONS.

La cure de Plombières présente des contre-indications communes à toutes les stations d'eaux minérales et des contre-indications qui lui sont spéciales.

Sont contre-indiquées :

Toutes les affections aiguës avec ou sans fièvre.

Toutes les affections chroniques cachectisantes telles que le cancer, la tuberculose.

Les lésions cardiaques compliquées de phénomènes d'asystolie (œdème, dyspnée, dilatation du cœur).

L'artériosclérose avancée.

Les affections récentes du système nerveux central.

L'angine de poitrine vraie.

Les maladies gastro-intestinales à tendances hémorrhagiques : ulcère de l'estomac et du duodenum, cancer et tuberculose des voies digestives.

7*

La période aiguë du rhumatisme articulaire et de la goutte.

Les métrites aiguës, les collections purulentes des annexes et du petit bassin.

Les maladies chroniques relevant de diathèses où domine la dépression, comme la scrofule, le lymphatisme.

RÉSUMÉ DES PROPRIÉTÉS ET INDICATIONS DES EAUX DE PLOMBIÈRES.

Action physiologique.
1° Sédation du système nerveux.
2° Régularisation des fonctions de l'intestin et modification de ses secrétions anormales.
3° Action anti-rhumatismale.

Indications principales.
1° Affections gastro-intestinales.
- Colite muco-membraneuse.
- Entérites.
- Dyspepsies.
- Hyperchlorhydrie.

2° Maladies du système nerveux.
- Nervosisme.
- Névroses.
- Névralgies.

3° Maladies rhumatismales.
4° Maladies des femmes liées à un état névropathique.

Indications secondaires.
Neuro-dermatoses, maladies cutanées liées à des troubles gastro-intestinaux.
Manifestations gastro-intestinales et nerveuses du paludisme.
Névroses du cœur.

TABLE DES MATIÈRES

CHAPITRE IV

CHAPITRE V

CHAPITRE VI

CHAPITRE XII

BAR-LE-DUC. — IMPRIMERIE CONTANT-LAGUERRE.